JN209050

稀少部位子宮内膜症

診療ガイドライン

編集 「難治性稀少部位子宮内膜症の集学的治療のための
分類・診断・治療ガイドライン作成」研究班

[後援] 日本産科婦人科学会
日本エンドメトリオーシス学会

診断と治療社

はじめに

　稀少部位子宮内膜症は病理形態学的には子宮内膜症が稀な部位に発生した疾患として分類されるが，臨床病態学的には一般の子宮内膜症と大きく異なる．稀少部位子宮内膜症は発生部位ごとに特異的な症状を呈し，その症状は生活の質を著しく低下させる．本疾患の治療の選択肢とその適応は一般の子宮内膜症と異なるのみならず，そのような治療を行っても難治性のことが多い．一方で，本疾患は症例数が稀少であるため臨床の現場で経験することが少なく，診療経験を積むことは困難である．さらに，本疾患は複数の診療科での対応が必要なことが多いが，まとまった情報が少ないことが診療科間の連携の支障となっている．このように，稀少部位子宮内膜症は重要な難治性疾患であるにもかかわらず，研究や臨床的対応が非常に遅れている疾患といえる．対照的に，一般の子宮内膜症は過去半世紀ほどの間に頻度の増加などにより産婦人科で最も重要な疾患の一つとなっており，臨床・研究の両面において注目され，ガイドラインも発刊されている．しかしながら発刊されたガイドラインでは稀少部位子宮内膜症は対象とされておらず，残念ながら抜け落ちている感を否めない．そこで，われわれは稀少部位子宮内膜症の診療の向上を目的として平成27〜29年度の厚生労働科学研究費補助金（難治性疾患政策研究事業）により難治性稀少部位子宮内膜症（肺・胸膜子宮内膜症，尿管・膀胱子宮内膜症，腸管子宮内膜症，臍子宮内膜症）の集学的治療のための分類・診断・治療ガイドライン作成の班研究を行った．その成果を受けて本ガイドラインが作成された．稀少部位子宮内膜症には本ガイドラインに含まれる部位以外のものも存在するが，ここでは稀少部位子宮内膜症のうち比較的頻度が高く，かつ，臨床においても問題となることが多い部位に絞らせていただいた．本ガイドラインは複数の診療科のエキスパートの先生方との協力により作成されており，多診療科連携による診療にも役立つことが期待される．なお，本ガイドライン作成において研究協力者の平田哲也氏の献身的な作業があったことを申し添えておく．本書が稀少部位子宮内膜症を診療する関係各科の医師の道標となり，また，本疾患に悩む患者さんの光明となれば幸甚である．

2018 年 10 月

厚生労働科学研究費補助金難治性疾患等政策研究事業（難治性疾患政策研究事業）
「難治性稀少部位子宮内膜症（肺・胸膜子宮内膜症，尿管・膀胱子宮内膜症，腸管子宮内膜症，臍子宮内膜症）の集学的治療のための分類・診断・治療ガイドライン作成」研究班

研究代表者：大須賀　穣（東京大学大学院医学系研究科産婦人科学講座）

稀少部位子宮内膜症診療ガイドライン

■編集

厚生労働科学研究費助成金難治性疾患等政策研究事業（難治性疾患政策研究事業）
「難治性稀少部位子宮内膜症（肺・胸膜子宮内膜症，尿管・膀胱子宮内膜症，腸管子宮内膜症，臍子宮内膜症）の集学的治療のための分類・診断・治療ガイドライン作成」研究班

●研究代表者

大須賀　穣	東京大学大学院医学系研究科産婦人科学講座 教授

●研究分担者

片渕　秀隆	熊本大学大学院生命科学研究部産科婦人科学 教授
北出　真理	順天堂大学医学部産婦人科学講座 教授
北脇　城	京都府立医科大学大学院女性生涯医科学 教授
栗原　正利	公益財団法人日産厚生会医学研究所 所長
甲賀かをり	東京大学大学院医学系研究科産婦人科学講座 准教授
田中　敏明	東京大学大学院医学系研究科臓器病態外科学講座腫瘍外科学 講師
中島　淳	東京大学大学院医学系研究科臓器病態外科学講座呼吸器外科学 教授
楢原　久司	大分大学医学部産科婦人科学 教授
原田　省	鳥取大学医学部器官制御外科学講座生殖機能医学分野 教授
堀江　重郎	順天堂大学大学院医学研究科泌尿器外科学 教授
吉村浩太郎	自治医科大学形成外科 教授
渡邊　聡明	東京大学大学院医学系研究科臓器病態外科学講座腫瘍外科・血管外科学 教授

●研究協力者

甲斐健太郎	大分大学医学部産科婦人科学 助教
高澤　直子	順天堂大学大学院医学研究科泌尿器外科学 助教
谷口　文紀	鳥取大学医学部器官制御外科学講座生殖機能医学分野 准教授
平田　哲也	東京大学医学部附属病院女性外科 講師
本田　律生	熊本大学医学部附属病院産科・婦人科 講師
室野　浩司	東京大学医学部附属病院大腸肛門外科 助教

■後援

日本産科婦人科学会
日本エンドメトリオーシス学会

目　次　Contents

CQ・推奨一覧 ……………………………………………………………………………… vi

本ガイドラインの作成について ……………………………………………………… viii

用語解説 ………………………………………………………………………………… xii

第1章　総　説

総論　稀少部位子宮内膜症総論 ………………………………………………… 2

1. 腸管子宮内膜症 ………………………………………………………………… 5
2. 膀胱子宮内膜症・尿管子宮内膜症 ………………………………………… 9
3. 胸腔子宮内膜症 ………………………………………………………………… 14
4. 臍部子宮内膜症 ………………………………………………………………… 18

第2章　各　論

CQ1　腸管子宮内膜症に対する薬物療法は推奨されるか ………………… 24

CQ2　腸管子宮内膜症に対する手術療法は推奨されるか ………………… 27

CQ3　膀胱子宮内膜症・尿管子宮内膜症に対する薬物療法は
　　　推奨されるか ……………………………………………………………… 30

CQ4　膀胱子宮内膜症・尿管子宮内膜症に対する手術療法は
　　　推奨されるか ……………………………………………………………… 33

CQ5　胸腔子宮内膜症に対する手術療法は推奨されるか ………………… 36

CQ6　胸腔子宮内膜症に対する薬物療法は推奨されるか ………………… 39

CQ7　臍部子宮内膜症に対する手術療法は推奨されるか ………………… 41

CQ8　臍部子宮内膜症に対する薬物療法は推奨されるか ………………… 45

索　引 …………………………………………………………………………………… 48

CQ・推奨一覧

CQ1 腸管子宮内膜症に対する薬物療法は推奨されるか	推奨グレード
直腸・S状結腸子宮内膜症に対する薬物療法は，症状の改善・病巣の縮小に有効であり，推奨される．	**1C**
他の部位の腸管子宮内膜症（回盲部，虫垂，小腸など）への薬物療法の有効性については不明である．	**2D**

CQ2 腸管子宮内膜症に対する手術療法は推奨されるか	推奨グレード
薬物療法などの治療法で制御困難な有症状の腸管子宮内膜症に対しては手術が推奨される．	**1C**

CQ3 膀胱子宮内膜症・尿管子宮内膜症に対する薬物療法は推奨されるか	推奨グレード
膀胱子宮内膜症に対する薬物療法は有効であり，推奨される．	**1C**
通過障害のある尿管子宮内膜症では，薬物療法の効果は乏しい可能性がある．	**2C**

CQ4 膀胱子宮内膜症・尿管子宮内膜症に対する手術療法は推奨されるか	推奨グレード
膀胱子宮内膜症・尿管子宮内膜症における手術療法は症例，術式に応じて有効な可能性がある．	**1C**

CQ5 胸腔子宮内膜症に対する手術療法は推奨されるか	推奨グレード
月経随伴性気胸は症状に応じて，手術が有効なことがある．	**1C**
月経随伴性喀血については，手術を行わなくても自然治癒することもあるが，症状の程度によっては手術が考慮される．	**2D**

CQ6 胸腔子宮内膜症に対する薬物療法は推奨されるか	推奨グレード
胸腔子宮内膜症に対して症例に応じて，薬物療法単独もしくは術後補助療法としての薬物療法を考慮してもよい．	**2C**

CQ7 臍部子宮内膜症に対する手術療法は推奨されるか	推奨グレード
臍部子宮内膜症に対しては，症例に応じて，局所拡大切除による根治的手術療法が推奨される．	**1C**

CQ8 臍部子宮内膜症に対する薬物療法は推奨されるか	推奨グレード
臍部子宮内膜症に対する薬物療法は考慮してよい．	**2D**

本ガイドラインの作成について

1．ガイドライン作成主体

平成 27-29 年度厚生労働科学研究費補助金 難治性疾患政策研究事業
「難治性稀少部位子宮内膜症（肺・胸膜子宮内膜症，尿管・膀胱子宮内膜症，腸管子宮内膜症，臍子宮内膜症）の集学的治療のための分類・診断・治療ガイドライン作成」（H27-難治等一一般-014）研究班

2．作成過程

本診療ガイドライン作成にあたって重視した基本的な方針を以下に示す．

Minds による「診療ガイドライン作成の手引き 2014」に準拠する．

利益相反（COI）に配慮した透明性の高いガイドラインを作成する．

現段階におけるエビデンスを公平な立場から評価するため，文献検索を日本医学図書館協会に依頼し，CQ ごとに網羅的文献検索を行ったのち，システマティックレビューを行い，エビデンスの総体を評価することで，最終的なコンセンサス形成，推奨文を導き出した．

3．使用上の注意

本ガイドラインはあくまでも標準的な指針を提示した参考資料であり，実際の診療において医師の裁量権を規制するものではない．

本ガイドラインで示された治療方針は，稀少部位子宮内膜症の病変部位によっても異なり，すべての患者に適したものではない．患者の病態やおかれている状況が異なるため，施設の状況，および患者や患者家族のおかれている状況や個別性を加味して最終的に治療方針を決定する．

推奨文や一般の方向けの解説は簡潔にまとめられているため，解説文を一読していただくことが望ましい．

本ガイドラインを医事紛争や医療訴訟の資料として用いることは，本来の目的から逸脱するものである．

4．作成資金と利益相反

1）作成資金

平成 27-29 年度厚生労働科学研究費補助金 難治性疾患政策研究事業
「難治性稀少部位子宮内膜症（肺・胸膜子宮内膜症，尿管・膀胱子宮内膜症，腸管子宮内膜症，臍子宮内膜症）の集学的治療のための分類・診断・治療ガイドライン作成」（H27-難治等一一般-014）

2) 利益相反

本ガイドラインに関して開示すべき COI はない.

本ガイドラインの作成にかかる事務・運営費用は，上記作成資金より拠出された.

5. 作成行程

1) 準備

平成 27 年度に，ガイドライン作成の基礎資料とするために，肺・胸膜子宮内膜症，尿管・膀胱子宮内膜症，腸管子宮内膜症，臍子宮内膜症の網羅的全国調査を行った.

平成 27 年 11 月	1 次アンケート送付.
平成 28 年 1 月	1 次アンケート終了と 2 次アンケート送付.
平成 28 年 4 月	2 次アンケート終了.
平成 28 年 6 月 16 日	第 1 回班会議にて集計結果を報告.

2) SCOPE

4 つの稀少部位子宮内膜症のガイドライン作成グループを決定し，各疾患ごとにガイドライン作成に際しての方針を決定した.

平成 28 年 6 月 16 日	班会議を行い，ガイドライン作成のスケジュールと作成方針を決定し，4 つの稀少部位子宮内膜症のガイドライン作成グループを決定した.
平成 28 年 11 月	各 CQ ごとの文献検索を日本医学図書館協会に依頼.

文献検索は，平成 29 年 1 月 6〜8 日に行った.

3) システマティックレビューについて

①実施スケジュール

平成 27 年 10 月 1 日	各疾患のスコープを作成した.
平成 27 年 11 月 5 日	各疾患のスコープと CQ と PICO をメール審議.
平成 28 年 6 月 16 日	第 1 回班全体会議. CQ，PICO 作成.
平成 28 年 11 月	CQ ごとの文献検索を日本医学図書館協会に依頼.
平成 29 年 1 月	文献検索施行.
平成 29 年 2 月〜4 月 27 日	文献 1 次，2 次スクリーニング.
平成 29 年 7 月 7 日	ガイドライングループ会議を開催した.
平成 30 年 1 月 19 日	推奨文の Delphi 投票とエビデンスレベルを決定.

②エビデンスの検索

【エビデンスタイプ】

既存の診療ガイドライン，SR/MA 論文（systematic review，meta-analysis のこと），個別研究論文を，この順番の優先順位で検索する. 優先順位の高いエビデンスタイプで十分なエビデンスが見出された場合は，そこで検索を終了してエビデンスの評価と統合に進む. 個別研究論文としては，ランダム化比較試験（RCT），非ランダム化比較試験，観察研究を検索の対象とする.

【データベース】

PubMed，医中誌，The Cochrane library を対象とした.

【検索の基本方針】

介入の検索に際しては，PICO フォーマットを用いる．P と I の組合せが基本で，時に C も特定する．O については特定しない．

【検索対象期間】

すべてのデータベースについて，2006 年 1 月 1 日～2016 年 11 月 30 日までとする．

③文献の選択基準，除外基準

採用条件を満たす診療ガイドライン（CPG），システマティックレビュー（SR）論文が存在する場合は，それを第一優先とする．採用条件を満たす CPG，SR 論文がない場合は，個別研究論文を対象として *de novo* で SR を実施する．*de novo* SR では，採用条件を満たす RCT を優先して実施する．採用条件を満たす RCT がない場合には観察研究を対象とする．採用条件を満たす観察研究がない場合は，SR は実施しない．

④エビデンスの評価と統合の方法

エビデンス総体の強さの評価は，「Minds 作成の手引き 2014」の方法に基づく．エビデンス総体の統合は，質的な統合を基本とし，適切な場合は量的な統合も実施する．

4）推奨および解説草案の作成

推奨草案および解説に対して，平成 30 年 1 月 19 日にガイドライン作成会議を開催し，推奨文 Delphi 投票を施行した．

5）最終化

6）パブリックコメント・外部評価

一般に広く受け入れられるガイドラインとするために，平成 30 年 4 月 27 日から平成 30 年 5 月 18 日までの期間において，日本産科婦人科学会のホームページに公開掲示し，パブリックコメントを募集した．また，日本エンドメトリオーシス学会会員に向けて配信し，パブリックコメントを募集した．得られたパブリックコメントに基づいて，一部修正を行った．

外部評価として，日本産科婦人科学会，日本エンドメトリオーシス学会の査読を受け，指摘を受けた点について修正を行った．修正点の確認を受けたうえで，本ガイドラインは日本産科婦人科学会，日本エンドメトリオーシス学会の後援を得た．

6. エビデンスの評価方法について

1）エビデンス総体の強さの決定

診療ガイドライン作成のためのシステマティックレビューの中で，エビデンス総体の強さを決定する具体的な作業は以下のとおりである．

RCT では，初期評価「A（強）」から評価を開始し，バイアスリスク，非直接性，非一貫性，精確性，その他のバイアスの 5 項目によって評価を下げる必要性の有無や程度に応じて A，B，

システマティックレビューのエビデンス総体の強さと評価の定義

A（強）	効果の推定値に強く確信がある
B（中）	効果の推定値に中程度の確信がある
C（弱）	効果の推定値に対する確信は限定的である
D（とても弱い）	効果の推定値がほとんど確信できない

C，D を決定する．観察研究では，初期評価「C（弱）」から開始し，同様の評価を下げる前述の 5 項目について評価する．

2）推奨の強さの決定

推奨の強さ「1．強い」「2．弱い」と記載した．

推奨度については，稀少部位子宮内膜症が，頻度の低い稀少疾患であることから，限られたエビデンスをもとに，益と害のバランス，価値観や好み，正味利益がコストや資源に見合うかどうかを十分に考慮し，決定した．

【推奨の強さの決定に影響する要因】

①エビデンスの質

アウトカム全般の，全体的なエビデンスが強いほど推奨は「強い」とされる可能性が高くなり，逆に全体のエビデンスが弱いほど，推奨度は「弱い」とされる可能性が高くなる．

②益と害のバランス

望ましい効果（益）と望ましくない効果（コストを含まない害）の差が大きいほど，推奨が強くなる可能性が高い．

③価値観や好み

価値観や好み，希望が一貫しており，確実であるほど，「強い」とされる可能性が高くなる．

④コストや資源の利用

正味の益がコストや資源に見合ったものであるかどうかを評価し，コストに見合った益があることが明らかなほど，「強い」とされる可能性が高くなる．

3）推奨の強さの提示

推奨の強さを「1」：強く推奨する．推奨の強さ「2」：弱く推奨する（提案する）の 2 とおりで提示する．推奨文には，上記の推奨の強さに，エビデンスの強さ（A，B，C，D）とし，以下のように併記する．

例1）患者 P に対して治療 I を行うことを推奨する（1A）強い推奨，強い根拠に基づく

例2）患者 P に対して治療 I を行うことを推奨する（2C）弱い推奨，弱い根拠に基づく

例3）患者 P に対して治療 I を行うことを推奨する（2D）弱い推奨，とても弱い根拠に基づく

用語解説

稀少部位子宮内膜症	子宮内膜症の発生部位を，その頻度により common site，less common site，rare site の 3 つに分類した場合に，好発部位（common site）とされる「卵巣，子宮靱帯，ダグラス窩，腹膜」以外の臓器，組織に発生する子宮内膜症の総称．Less common site と rare site の子宮内膜症のことを指している．具体的な発症部位としては，腸管，腟，尿管，膀胱，鼠径部，臍部，胸腔などがある．
異所性子宮内膜症	一般的な「卵巣，子宮靱帯，ダグラス窩，腹膜」以外の子宮内膜症を，「異所性子宮内膜症」とよぶことがある．しかしながら，子宮内膜症自体が異所性に発生する子宮内膜様組織であることから，「異所性子宮内膜症」という用語は不適当とされ，新たに「稀少部位子宮内膜症」という用語を用いることになった．
深部子宮内膜症（deep infiltrating endometriosis：DIE）	腹膜表面から 5mm より深く浸潤する子宮内膜症のことを示す．具体的には，ダグラス窩，仙骨子宮靱帯から直腸腟中隔の領域に認めることが多い．
性器外子宮内膜症	英語のいわゆる extragenital endometriosis に相当する．具体的には，腸管子宮内膜症，膀胱子宮内膜症，尿管子宮内膜症，胸腔子宮内膜症，臍部子宮内膜症，腹壁子宮内膜症など，女性器以外の部位に発生した子宮内膜症のこと．
骨盤内子宮内膜症	骨盤内すなわち卵巣，子宮靱帯，ダグラス窩，腹膜に発生する子宮内膜症のこと．
システマティックレビュー	条件にあう文献を網羅的に調査すること．検索式を策定し，文献データベース上で漏れのない文献検索を行う．
コホート研究	分析疫学における手法の 1 つであり，特定の要因に曝露した集団と曝露していない集団を一定期間追跡し，研究対象となる疾病の発生率を比較することで，要因と疾病発生の関連を調べる観察的研究のこと．
ランダム化比較試験（randomized controlled trial：RCT）	評価のバイアス（偏り）を避け，客観的に治療効果を評価することを目的とした研究試験の方法である．たとえば，「治療 A を施行する群」と比較対照となる「無治療の群」もしくは「治療 B を施行する群」の 2 つに分けて比較を行う場合に，治療群と比較対照群の割り付けをランダムに行うことで偏りを避ける．
revised American Society of Reproductive Medicine 分類 （r-ASRM 分類）	子宮内膜症の進行度分類で，国際的に最も用いられている．手術や腹腔鏡検査などの際に観察した腹膜や卵巣病変の深度や大きさ，癒着の程度，ダグラス窩閉鎖の有無を点数化し，stage I 〜 IV の進行度に分類する．また，腹膜病変の性状，色調などで，赤色，黒色，白色病変に分類し，その割合を百分率で示す．

ENZIAN 分類	深部子宮内膜症（DIE）の進行度を評価するための分類．①ダグラス窩，直腸腟中隔，②仙骨子宮靱帯，③直腸での病変の拡がりを評価できる．r-ASRM 分類が国際的に広く用いられているが，DIE については考慮されていない．
OC/LEP	OC は oral contraceptive のことであり，本来，避妊を目的としている．OC，特に combined OC（エストロゲン・プロゲスチン合剤経口避妊薬）は避妊効果以外に，月経痛改善，月経量の減少などの効果がある．成分は OC と同じであるが，月経困難症などの治療薬として用いるものを本邦では LEP（low dose estrogen progestin）とよぶ．海外の文献では，月経困難症や子宮内膜症の治療に用いた場合にも OC と記載されているが，本ガイドラインでは，一律 OC/LEP と記載している．
プロゲスチン	人工的に合成された黄体ホルモン（プロゲステロン）作用をもつ物質のこと．
GnRH アゴニスト (gonadotropin releasing hormone agonist)	GnRH の誘導体．GnRH アゴニストは，下垂体に作用しゴナドトロピン分泌を促進するが，作用時間が長いため，長期間用いると下垂体の GnRH レセプターが減少し，むしろゴナドトロピンの分泌が低下する．この薬理作用が偽閉経療法として子宮内膜症や子宮筋腫などのホルモン依存性の疾患の治療に用いられる．
月経随伴性気胸	月経の時期に伴って発症する気胸のこと．子宮内膜症が関連した気胸とほぼ同義として用いられるが，最近，子宮内膜症を要因とする気胸は，月経期以外の時期にも発症することが明らかになってきている．
月経随伴性喀血	月経の時期に伴う喀血，血痰などの症状がみられる．
ブラ（Bulla）	肺胞の一部が嚢胞化したもの．ブラが破裂することで，吸気が胸腔内に漏れ，自然気胸が引き起こされるとされている．
胸膜癒着術	胸膜癒着術は，気胸や癌性胸膜炎，胸水貯留に対して行う．タルクやその他の薬剤などを胸腔内に注入し，胸腔内に癒着を引き起こすことで，気胸の再発を抑制しようとする目的で行う．
CD10	CD10 は，common acute lymphoblastic leukemia antigen（CALLA），neutral endopeptidase（NEP）として知られる分子量 100 kD の膜蛋白である．胚中心 B 細胞のマーカーであるが，子宮内膜，子宮内膜症の間質細胞のマーカーでもある．切除された検体（子宮内膜症病変）からスライド標本を作成し，CD10 に対する抗体を用いて免疫染色を行い，組織中における CD10 の発現の有無を確認することで，子宮内膜症間質細胞の有無を確認することができる．特に，子宮内膜症上皮細胞の存在がはっきりしない場合の子宮内膜症の診断に有用である．

第1章 総説

総論　稀少部位子宮内膜症総論

疾患概念（含む，歴史）

　子宮内膜症は子宮内膜類似の組織が子宮の外に発生する疾患である．発生部位は多岐にわたり，全身のいずれの部位にでも発生しうるといっても過言ではない．Endometriosis と Adenomyosis という用語が初めて使用され，子宮内膜症と子宮腺筋症の概念が分かれたのが 1925 年であるが[1)2)]，1920 年の Thomas S. Cullen の論文[3)]にすでに子宮内膜症が多様な部位に発生することが記されている．一方で，子宮内膜症は部位によって発生頻度や症状が大きく異なり，診断・治療を考える上で同一の疾患ではなく別々の疾患として捉えることが合理的である．Julie A. Iring と Philip B. Clement は病理学的に発生部位を common site，less common site，rare site の 3 つに分類しているが[4)]，これに対応する適切な用語が日本に存在しなかった．卵巣，子宮周囲の靭帯，ダグラス窩，骨盤腹膜は好発部位で，症状も月経痛などの疼痛と不妊と共通性があり 1 つのグループにまとめることができ，これ以外の子宮内膜症を別のグループとすることが妥当と考えられる．一時期，前者に対して別の部位にできるということで，異所性子宮内膜症という用語が自然発生的に使用されている時期があった．しかしながら，子宮内膜症そのものが異所性の子宮内膜であることから，異所性子宮内膜症は用語として不適当とみなされ新たに用語を決めることとなった．日本エンドメトリオーシス学会では 2 年間の討議ののち，2012 年 1 月の長崎市での第 33 回学術集会で「稀少部位子宮内膜症」という用語を採択した．稀少部位子宮内膜症は子宮内膜症の中でも頻度が少なく，発症部位ごとに特徴のある症状を呈し，治療も異なる．なお，稀少部位子宮内膜症は包括的な用語なので，個別には臓器の名をつけて○○子宮内膜症のようによぶことが一般的である．

疫　学

　平成 27（2015）年度のわが国での子宮内膜症の受療者数は約 22 万人であった[5)]．一方，平成 28（2016）年度の厚生労働省科学研究大須賀班による調査では，全国の施設で 2006〜2016 年の間に経験された症例として，腸管子宮内膜症は 672 症例，膀胱子宮内膜症・尿管子宮内膜症は 203 例，胸腔子宮内膜症は 495 例，臍部子宮内膜症は 110 例の報告があり，総数 1,480 例であった[6)]．以上はすべての稀少部位子宮内膜症ではないが，症例数の多いものはすべて含まれている．よって，稀少部位子宮内膜症の子宮内膜症全体に占める割合はおそらく 0.5〜数％程度までと考えられる．稀少部位子宮内膜症における一般の子宮内膜症の合併に関しては，かなりの頻度で併発が認められるが，稀少部位の臓器ごとに頻度に違いがある．

病因・病態

　子宮内膜症の病因としては月経時に剝脱した子宮内膜が月経血とともに腹腔内に逆流して腹膜に着床生着するとする移植説が最も有力で，ほかにも，腹膜の化生により発症するとする化生説，血行性に子宮内膜が転移するとする血行性転移説，リンパ行性に子宮内膜が転移するとするリンパ行説などがある．すべての子宮内膜症を一元的に説明できる説がないため，病巣のでき方は多様なのかもしれない．稀少部位子宮内膜症においては臓器ごとに主たる病因が異なっているようである．肺の実質にできる子宮内膜症では血行性の転移が最も考えられ，直腸の子宮内膜症では移植説によりできた病巣の浸潤により発生する可能性が高い．病態として共通であるのは，局所における子宮内膜の増殖と，炎症・線維化による組織の損傷や狭窄，疼痛，ならびに病巣における出血などである．ただし，臓器ごとに中心となる病態は異なっており膀胱や腸管では筋層での反応性の肥厚が多いのに対し，横隔膜では穿孔，肺実質や腸管では月経時の出血が多い．

症　状

　症状も臓器ごとに多様である．胸腔の子宮内膜症では月経随伴性気胸や月経随伴性血胸および喀血が認められるが，膀胱の子宮内膜症では月経時の排尿痛や膀胱不快感の頻度が高く，血尿がみられることもある．腸管では下血がしばしばみられ，狭窄によるイレウスが起こることもある．同様に尿管では狭窄により背部痛をきたすことがある．

検　査

　一般の子宮内膜症の検査は問診，内診，超音波・MRIなどの画像診断，腫瘍マーカーCA125測定が基本となっているが，稀少部位子宮内膜症においても基本は同じである．というのは，稀少部位子宮内膜症にはしばしば一般の子宮内膜症が合併しているからである．稀少部位子宮内膜症ではこれらに加えて，子宮内膜症発症部位の検査を行う．肺では胸部CT検査，膀胱では膀胱鏡，大腸では注腸検査や大腸ファイバースコープ，などを行う．

診　断

　確定診断には病理学的診断が必要であるが，治療は臨床診断に基づいて行うことも多い．臨床診断のためには特徴的な症状の問診，特徴的な画像所見の読影，他の類似疾患（悪性腫瘍を含む）の除外を行う．特に月経に伴う症状の聴取は，子宮内膜症を疑う重要な手掛かりになることが多い．確定診断を目指しても必ずしも確定診断できるわけではなく，たとえば，腸管の子宮内膜症では病巣の生検を施行しても，病理学的に病変が確認されないことがしばしばある．また，診断的治療として子宮内膜症に対する薬物治療を行い，症状や病巣の反応をみて臨床診断する方法もある．どのような方法で診断するかについては，臓器ごと，患者ごとに個別化して判断する．

治　療

　　臓器ごとに薬物療法，手術療法の効果も異なり，また，それぞれの治療に伴うリスクも異なる．また，同じ臓器であっても重症度，症状，臓器内での部位によって望ましい治療が異なるので，個別化した取り扱いが必要である．直腸を例にとると，手術療法は有効であるが術後の縫合不全などのリスクも高いため，薬物療法で難治性の痛みがある場合などに限定して適応を考えるべきである．薬物療法の選択には，症状に対する治療効果と副作用のバランスを考慮に入れた上で，一般の子宮内膜症の治療に準じて行う．また，挙児希望のある場合には，薬物療法を行えないことが多いため，鎮痛薬などの対症療法が有効でない場合に手術療法の役割が大きくなる．

予　後

　　一般の子宮内膜症と同様で，閉経以後は病巣が縮小し症状も軽快する．したがって，閉経期近くまで薬物療法で症状緩和を図ることは，特に手術が困難な場合に有効である．手術療法後は，稀少部位子宮内膜症でも，子宮内膜症性卵巣嚢胞と同様に再発は起こりうる．各部位の稀少部位子宮内膜症の術後再発率は不明なことが多いが，たとえば胸腔子宮内膜症では手術療法後に月経随伴性気胸を繰り返す症例もあり，術後補助療法として薬物療法が必要となることがある．一般の子宮内膜症の管理に準じて，閉経まで慎重にみていく必要がある．稀少部位子宮内膜症の癌化については症例報告として散見されるが正確な頻度は不明である．

最後に

　　稀少部位子宮内膜症は患者数が少なく治療法に苦慮することが多いため，難治性疾患として対策を立てるべき疾患である．薬物療法，手術療法の進歩により取り扱いは進歩してきているが診療の拠り所となる指針はこれまで存在しなかった．本ガイドラインは現在におけるベストの道標である．今後，まだまだ進歩が期待されるが，現状においては本ガイドラインをもとに診療を組み立てていただきたい．

文献

1) Sampson JA：Inguinal endometriosis（often reported as endometrial tissue in the groin, adenomyoma in the groin, and adenomyoma of the round ligament）. Am J Obstet Gynecol 1925；10：462-503.
2) Frankl O：Adenomyosis uteri. Am J Obstet Gynecol 1925；10：680-684.
3) Cullen TS：The distribution of adenomyomas containing uterine mucosa. Arch Surg 1920；1：215-283.
4) Irving JA, et al：Disease of the peritoneum. In：Blaustein's Pathology of the Female Genital Tract, 6th ed, Kurman RJ, et al eds. New York：Springer-Verlag 2011；625-678.
5) 杉野法広，他：生殖・内分泌委員会報告．日本産科婦人科学会雑誌 2015；67：1493-1511.
6) 大須賀穣，他：厚生労働科学研究費補助金難治性稀少部位子宮内膜症（肺・胸膜子宮内膜症，尿管・膀胱子宮内膜症，腸管子宮内膜症，臍子宮内膜症）の集学的治療のための分類・診断・治療ガイドライン作成 2016 年度報告書．

1

腸管子宮内膜症

臨床的特徴

　腸管子宮内膜症は稀少部位子宮内膜症の中では最も発症頻度が高く[1]，子宮内膜症全体の12〜37％を占める[2][3]．最も高頻度に認められる部位は直腸・S状結腸で，小腸（回腸），虫垂の順に頻度は低下する．臨床症状として下腹部痛や下血が多いが，月経周期と関連して症状が出現する症例はおおよそ半数で，初期には月経周期に一致しているものの，進行に伴って月経周期と無関係に症状が出現するようになりQOLを著しく低下させる．病巣の多くは腸管の漿膜下層から固有筋層に存在し，粘膜面にまで達するものは少ない（図1）．そのため，内視鏡下の生検で確定診断される症例は少なく，生検で子宮内膜類似の組織が採取された場合でも，腺癌と診断され悪性腫瘍との鑑別が困難となる場合も多い．したがって，術前検査所見から腸管子宮内膜症と診断される頻度は疑診例も含めて38〜42％にとどまる[4][5]．

1．直腸・S状結腸子宮内膜症

　子宮内膜類似の組織が腸管の固有筋層から粘膜面へ進展しながら腫瘤を形成するタイプと，腸管の漿膜側で増生し腸管の狭窄をきたすタイプに分類される．腫瘤を形成する場合は，腫瘤内の子宮内膜類似の組織が月経周期とともに出血を繰り返しながら次第に増大し，月経期に下血をきたすようになる．一方，子宮内膜類似の組織が腸管壁内に出血を繰

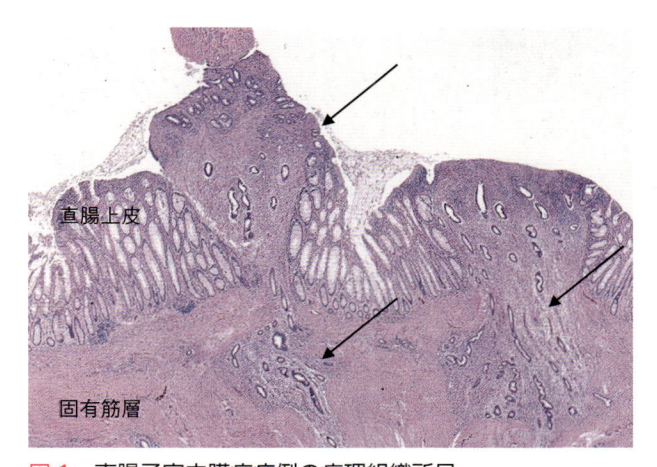

直腸上皮

固有筋層

図1　直腸子宮内膜症症例の病理組織所見
矢印のように子宮内膜症の病巣が，直腸の固有筋層を越え，粘膜面にまで達している．
子宮内膜類似の腺上皮とその周囲に子宮内膜様の間質が拡がっている．

り返す場合には，病巣周囲に線維化が進行するとともに，腸管の伸展性が消失して狭窄をきたし，イレウスの原因となる場合がある．

2.　小腸子宮内膜症

小腸子宮内膜症は，腸管子宮内膜症の約 10％と比較的まれな疾患であり，下腹部痛や腹部膨満感，嘔吐などのイレウス症状を呈することが多い[6]．病巣は，回腸末端や回腸末端から 10 cm 以内に認められることが最も多く，外科的根治術に際しては，回盲部切除・端々吻合術が一般に施行される．

3.　虫垂子宮内膜症

Collins による虫垂手術例と剖検例の 71,000 例での検討において，虫垂子宮内膜症は 4 例（0.005％）に認められている[7]．多くは無症候性であるが，右側下腹部痛や嘔吐，下血など，他の腸管子宮内膜症と同様の自覚症状を訴えた例もある．しかし，術前に診断される例はほとんどなく，進行すると虫垂炎，腸重積や消化管穿孔をきたすことがある．

疫学的特徴

腸管子宮内膜症は，下腹部の開腹手術が施行された女性の約 10％に認められたという報告があるが，正確な頻度は不明である．1960 年の Macafee らの報告[8]では，全子宮内膜症の 12％を腸管子宮内膜症が占め，発生部位は，直腸・S 状結腸が 72％，回腸 7％，盲腸 4％，虫垂 3％であった．1989 年に松隈らが報告した本邦 78 例の報告[9]においても，84％が直腸・S 状結腸，回腸 7％，回盲部 5％，虫垂 3％とその頻度に大きな相違は認められていない．

20 代から 40 代での発症が多く，閉経後の女性にも認められることがある点は，稀少部位を含めた他の子宮内膜症全般の傾向と同様である．

腸管子宮内膜症を母組織とした悪性化はまれではあるが発生する．日本産科婦人科学会婦人科腫瘍委員会（委員長：片渕秀隆）「稀少部位子宮内膜症の臓器分布と悪性化の実態調査に関する小委員会（小委員会委員長：万代昌紀）が，厚生労働科学研究「難治性稀少部位子宮内膜症の集学的治療のための分類・診断・治療ガイドライン作成に向けたアンケート調査（代表：大須賀穣）と合同で行った 2016 年のアンケート調査では，2,786 例の稀少部位子宮内膜症からの悪性化は 11 例であった．この中で，腸管子宮内膜症からの悪性化は 7 例と最多であり，その頻度は 0.77％であった．

診療の全体的な流れ

腸管子宮内膜症では，約 70％に両側付属器やダグラス窩に子宮内膜症病巣が認められ，その背景には進行した子宮内膜症が存在するとされている．

診断には，問診，理学的所見に加え，MRI 等の画像診断（図 2），注腸や内視鏡検査が重要であるが，術前の診断は一般に困難なことが多い．注腸造影では狭窄像（図 3），横走する襞や敷石状変化などの所見，大腸内視鏡では粘膜下腫瘍を示唆する管外性の圧排所見，粘膜面の発赤，出血，びらんなどの所見に加え，まれながら腫瘍を形成する（図 4）

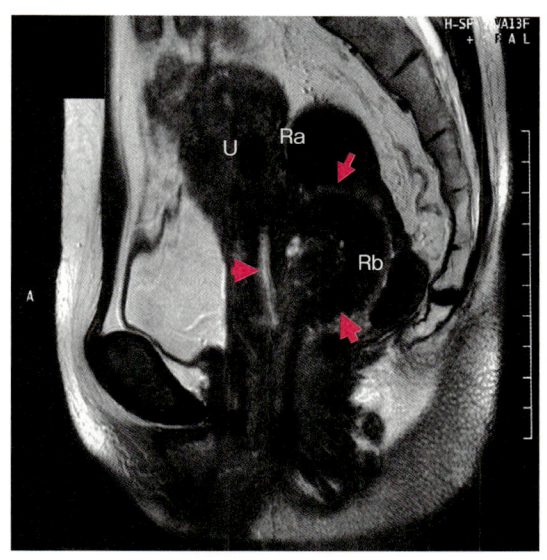

U：子宮，Ra：上部直腸，Rb：下部直腸
図2　直腸子宮内膜症症例の骨盤 MRI 像
（T2 強調画像，矢状断）
直腸に隆起性の腫瘤がみられ，直腸内腔の圧排と狭窄（矢
印）が観察される．

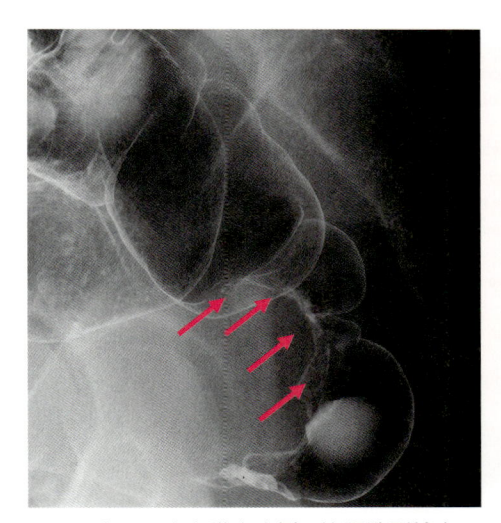

図3　直腸子宮内膜症症例の注腸造影検査
直腸に重度の狭窄（肛門から 5 cm の部位，矢印）
がみられる．

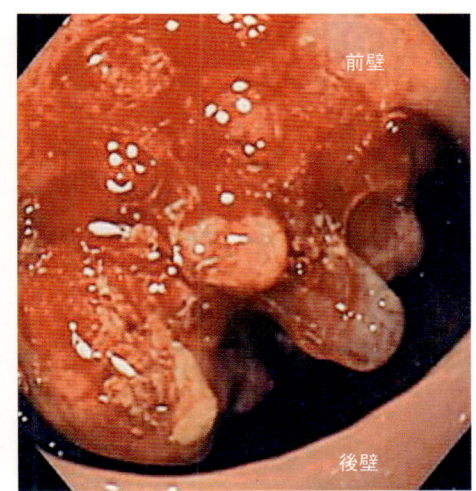

**図4　直腸子宮内膜症症例の下部消化管内視
鏡検査**
直腸の粘膜面にびらん，発赤，出血とともに隆起性
病巣が観察される．

こともあるが，いずれも非特異的な所見であり，大腸癌，転移性腫瘍や粘膜下腫瘍，悪性
リンパ腫等の悪性疾患，炎症性腸疾患との鑑別が必要となる．近年，正診率の向上のため
に，超音波内視鏡ガイド下穿刺吸引法（EUS-FNA）を用いた生検法[10]や MRI ゼリー法[11]

など新たな診断技術が導入されている.

　治療法の選択にあたっては，他の子宮内膜症と同様に，生殖年齢における発症が多いため，妊孕性に十分配慮して方針を決定する必要がある．保存的な薬物治療では，GnRH アゴニスト，低用量エストロゲン・プロゲスチン配合薬（OC/LEP），プロゲスチン製剤（ジエノゲストなど），レボノルゲストレル放出子宮内システムなどの薬剤の有用性が報告されている．しかし，いずれの保存的薬物療法によっても根治的な治療効果は期待されず，疼痛，不妊，薬物療法によるコントロール不良例やイレウス症状の増悪がみられる例などでは外科的治療が考慮される．しかし，現時点では明確な手術の適応基準はなく，個々の症例の QOL を考慮した対応が重要である．腸管子宮内膜症の外科的治療では，腹腔鏡下手術が開腹手術と比較して妊孕能への悪影響が少ないとされているが，これは術後癒着が少ないことから卵管や卵巣の機能へ及ぼす影響が少ないためと考えられている．手術療法により 80～90％の症例に症状改善が得られるとの報告がある一方，縫合不全や直腸腟瘻などの重大な合併症も報告されており，腸管の切除を行う場合には，外科との間で術式について十分検討するとともに，患者ならびに家族への説明も必要である．また，病巣の完全切除が行われた症例においても，30～40％の症例では術後数年以内に再発が認められたとの報告[12]もあり，術後の再発防止策も重要と考えられる．腸管子宮内膜症の管理では，消化器内科や消化器外科との連携を図りつつ女性のライフステージを考慮した上で，薬物療法や手術療法を組み合わせながら長期にわたる管理を行っていくことが重要である．

文献

1) Szucs RA, et al：Gastrointestinal tract involvement by gynecologic diseases. Radiographics 1996；16：1251-1270.
2) Orbuch IK, et al：Laparoscopic treatment of recurrent small bowel obstruction secondary to ileal endometriosis. J Minim Invasive Gynecol 2007；14：113-115.
3) Zimmermann EM, et al：Approach to the female patient with gastrointestinal disease. In：Textbook of Gastroenterology, Yamada T, et al eds, Lippincott Williams & Wilkins, Philadelphia, 1995；1023-1043.
4) Kinkel K, et al：Diagnosis of endometriosis with imaging：a review. Eur Radiol 2006；16：285-298.
5) Faccioli N, et al：Evaluation of colonic involvement in endometriosis：double-contrast barium enema vs. magnetic resonance imaging. Abdom Imaging 2010；35：414-421.
6) Wickramasekera D, et al：Acute small bowel obstruction due to ileal endometriosis：a case report and literature review. J R Coll Surg Edinb 1999；44：59-60.
7) Collins DC：Seventy-one thousand human appendix specimens：a final report summarizing 40 year study. Am J Proctol 1963；14：265-281.
8) Macafee CHG, et al：Intestinal endometriosis：A report of 29 cases and a survey of the literature. Obst Gynecol Surv 1960；16：270-272.
9) 松隈則人，他：腸管子宮内膜症の 2 例～本邦報告例 78 例の検討を含めて～．Gastrenterol Endosc 1989；31：1577-1584.
10) Pishvaian AC, et al：Role of EUS and EUS-guided FNA in the diagnosis of symptomatic rectosigmoid endometriosis. Gastrointest Endosc 2006；63：331-335.
11) Takeuchi H, et al：A novel technique using magnetic resonance imaging jelly for evaluation of rectovaginal endometriosis. Fertil Steril 2005；83：442-447.
12) Abbott JA, et al：The effects and effectiveness of laparoscopic excision of endometriosis：a prospective study with 2-5 year follow up. Hum Reprod 2003；18：1922-1927.

2 膀胱子宮内膜症・尿管子宮内膜症

臨床的特徴

　膀胱子宮内膜症患者は下部尿路症状を主訴とすることが多く，3大症状は頻尿・尿意切迫感・恥骨上部痛であり，血尿をきたす症例もある．症状は月経周期や蓄尿時に増悪する[1]．鑑別疾患には細菌性膀胱炎・過活動性膀胱・間質性膀胱炎があるが，月経歴や他の骨盤内子宮内膜症症状の有無によって膀胱子宮内膜症を疑うことができる．また，膀胱子宮内膜症患者の88％が他の骨盤内子宮内膜症を合併する[2]．

　一方，尿管子宮内膜症患者は約半数が無症状であり，病歴・問診・婦人科診察から同疾患を疑うことは困難である[1]．水腎症，水尿管といった下部尿路閉塞の原因疾患として尿管子宮内膜症が鑑別にあがり，術後病理組織検査で確定診断に至った報告が多い．

　膀胱子宮内膜症・尿管子宮内膜症と卵巣子宮内膜症の共通点は，進展形式と病理所見である．進展形式では，いずれも子宮内膜症組織がエストロゲン依存性に増殖し，出血・炎症を繰り返し，深部や周囲へと浸潤しながら，線維性の強固な癒着を隣接臓器との間に形成する．

　膀胱子宮内膜症・尿管子宮内膜症は，筋層内に発生する intrinsic type と外膜・腹膜面に発生する extrinsic type に分けられる．病巣組織には，ヘマトキシリン・エオジン染色で子宮内膜腺と間質細胞が存在し，周囲に出血やヘモジデリン貪食組織球を伴う．また，子宮内膜症間質細胞は，CD10 陽性のため，免疫組織化学染色は診断の補助に有用である[3]．図1に膀胱子宮内膜症の，図2に尿管子宮内膜症の病理像を示す．

　一方，卵巣子宮内膜症と膀胱子宮内膜症・尿管子宮内膜症と間には以下の3点の相違点

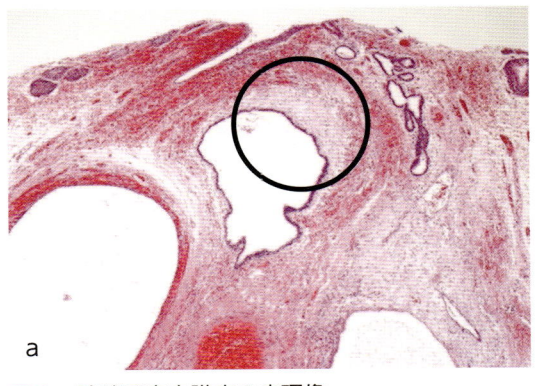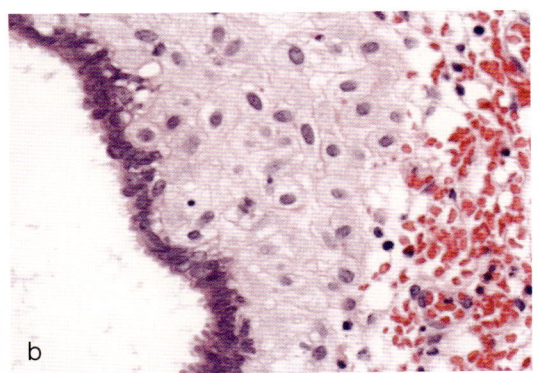

図1　膀胱子宮内膜症の病理像
a）筋層内に存在する子宮内膜類似の腺管と間質細胞が存在（円内）．
b）内膜腺直下の間質に脱落膜化変化を認める．

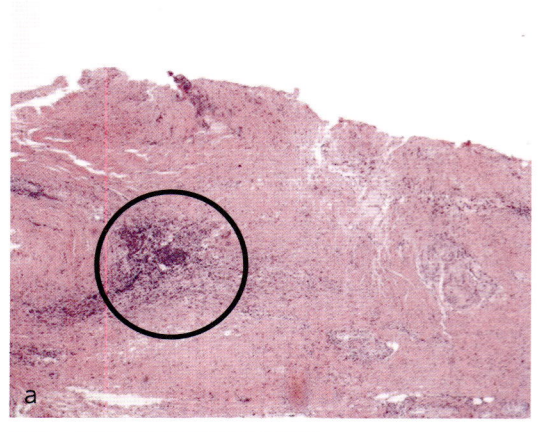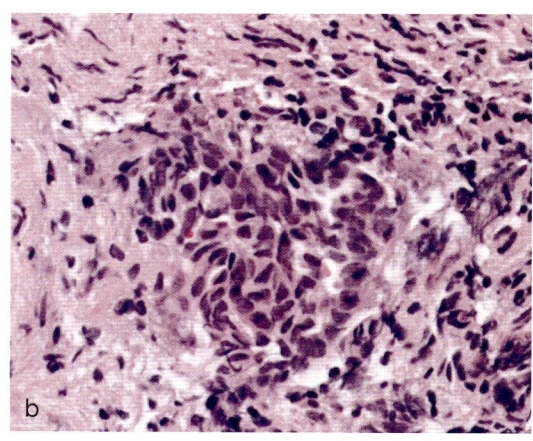

図 2　尿管子宮内膜症の病理像
a）尿管筋層内に細胞密度が高い子宮内膜類似の腺上皮が存在（円内）.
b）強拡大では，潰れた腺上皮が確認できる.

がある．①患者が必ずしも月経困難症・慢性骨盤痛・不妊を主訴にしない点，②尿路は性腺組織ではないため，切除による卵巣予備能低下を懸念する必要がない点，③内分泌療法の有用性が確立していない点である.

Nisolle ら[4]は骨盤内子宮内膜症を，腹膜病変（peritoneal）・卵巣チョコレート囊胞（ovarian）・ダグラス窩病変（rectovaginal）に分類した．Nisolle らが分類したダグラス窩病変は，Koninckx ら[5]が提唱した深部子宮内膜症（deep infiltrating endometriosis：DIE）とほぼ一致すると考えられる．DIE は，病理学的に「腹膜表面から 5 mm より深く浸潤した子宮内膜症」と定義される[5]．しかし，Nisolle らや Koninckx らはダグラス窩病変によって引き起こされる慢性骨盤痛に焦点を当てており，膀胱子宮内膜症・尿管子宮内膜症については言及していなかった．子宮内膜症の腹腔内所見による進行期分類として国際的に用いられている revised-American Society of Reproductive Medicine（r-ASRM）分類は，卵巣チョコレート囊胞と妊孕性に主眼においた評価法であり，膀胱子宮内膜症・尿管子宮内膜症の評価には適さない．また，DIE の進行期分類として提唱された ENZIAN 分類[6]も尿路系病変は対象外である.

疫学的特徴

骨盤内子宮内膜症のうち，膀胱子宮内膜症の頻度は 0.9％，尿管子宮内膜症の頻度は 0.1％である[7)8]．膀胱子宮内膜症については，膀胱の頂部，後壁に頻度が高いとされ，尿管子宮内膜症は，左側に頻度が高いとされている．膀胱子宮内膜症・尿管子宮内膜症に関しては，Berlanda ら[7]が提唱した shelter effect に基づく移植説を支持する報告が多い．通常，腹水は右傍結腸溝から右横隔膜下腔へ流れる．Shelter effect とは，骨盤内臓器が，逆流した子宮内膜組織の腹水腹腔内還流による除去を妨げるために，子宮内膜組織が骨盤内に貯留し，子宮内膜症が発症するとの仮説である．本仮説によって，膀胱子宮内膜症の発症が後屈子宮の女性に典型的には認められないことや膀胱子宮内膜症患者の 9 割以上に子

宮体部前壁病変を合併すること[9]が説明できる．また，骨盤内では左付属器がS状結腸に覆われているため月経血が貯留しやすいことから，尿管子宮内膜症が左側に多発すること[10]も本仮説で説明できる．

診療の全体的な流れ

　膀胱子宮内症患者の画像診断法は，主として経腟超音波とMRIである．膀胱子宮内膜症は，経腟超音波で膀胱内に突出する腫瘍として描出される．膀胱悪性腫瘍との鑑別にMRI撮影が必須となる．膀胱子宮内膜症のMRI所見は，①病変が囊胞性ではなく充実性で，②出血成分がわずかであることが特徴である．前者に対してはT2WI画像が有用で，一見して子宮腺筋症類似の画像所見を示す[11]．また膀胱子宮内膜症病変のほとんどが膀胱後壁から頂部にかけて発生することも診断の一助になる[9]．後者に対してはT1WIまたは脂肪抑制T1WIが有用で，病変内に含まれる点状の高信号域を検出することが可能である．図3に膀胱子宮内膜症のMRI像を示す．膀胱子宮内膜症の疑いが濃厚なら，泌尿器科医と連携し，CT urography，尿細胞診，膀胱鏡下または経尿道的膀胱腫瘍切除術による組織生検を経て診断を確定する．膀胱鏡検査は，膀胱癌との鑑別にも有用であり，また，子宮内膜症病変と尿管口までの距離を把握することは的確な術式を選択する際に有用である．

　膀胱子宮内膜症・尿管子宮内症患者に対する画像診断法としては，経腟超音波とMRIに加えて経腹超音波が重要である．尿管子宮内膜症患者は無症候性に水腎症が進行し，無機能腎に至る場合があるため，水腎症の有無を評価することは疾患の重症度・緊急度を決定する上で重要である．水腎症，水尿管がみられた場合には，腎機能の評価のために血清クレアチニン値の測定をすべきである．尿管子宮内膜症の疑いが濃厚なら，泌尿器科医と連携し，CT urography，尿細胞診，膀胱鏡検査（同時発生膀胱癌の除外），尿管鏡検査を行

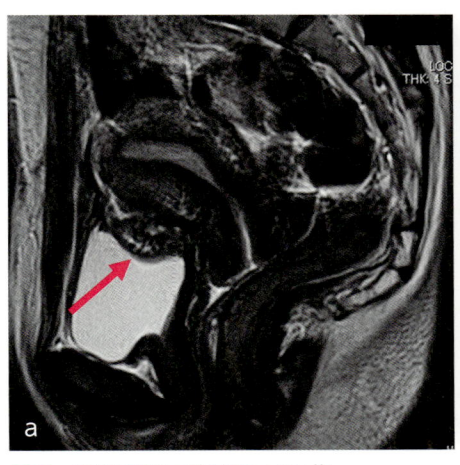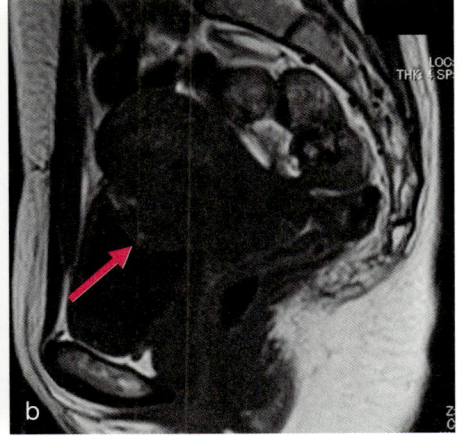

図3　膀胱子宮内膜症のMRI像
a）T2WIで膀胱頂部に内部に点状高信号域を伴う低信号域を認める（➡）．
b）T1WIで病変内に点状高信号域を認める（➡）．

う．しかし，尿管子宮内膜症の 90％が extrinsic type であり，尿管鏡下の術前組織診断は困難である[12]．

　詳細については，**CQ3** への解説を参照されたいが，膀胱子宮内膜症に対する薬物療法（対症療法・内分泌療法）は，症状の軽減に有効であるとする報告が多くあるものの，長期間の薬物療法の必要性を示唆している．それらのうち，膀胱子宮内膜症患者 13 名を対象とした低用量エストロゲン・プロゲスチン配合薬（OC/LEP）投与の後方視的検討では，平均観察期間 18.6 か月で 92％の患者の症状が緩和した[13]．また，膀胱子宮内膜症患者 10 名に対する OC/LEP と GnRH アゴニストのランダム化比較試験（RCT）では OC/LEP 群で良好な転帰を得たとの報告がある[14]．しかし，他のアームの RCT，メタ解析，コホート研究がないため，膀胱子宮内膜症に対する内分泌療法の効果のエビデンスは明らかでなく，内分泌療法に不応の患者に対しては外科療法へ切り替える必要がある．

　膀胱子宮内膜症に対する外科療法の評価についての詳細も **CQ4** を参照されたい．外科療法は腹腔鏡下膀胱部分切除術が基本である．組織学的に DIE と診断された 75 名の膀胱子宮内膜症患者を対象とした研究では，観察期間 50 か月で再手術症例はなく，全患者に症状の改善を認めた[15]．

　一方，尿管子宮内膜症の治療は，腎機能温存のために外科療法による根治術を積極的に検討すべきである．現時点で内分泌療法が尿管子宮内膜症の症状を改善させたとの報告は乏しく，**CQ3** で示されているように，通過障害のある尿管子宮内膜症では症例に応じて外科療法を選択する．尿管授動・剝離術（ureterolysis）を含む外科療法全体の再発率を Camanni ら[16]の報告をもとに集計すると 3.9％（19/492）であった．彼らはまた，自らの前方視的検討において尿管授動・剝離術のみを施行した症例では 4.4％（2/45）の再発率と報告している[17]．

　尿管子宮内膜症の外科療法は病巣の完全切除が目標である．尿管授動・剝離術を基本操作として，尿管部分切除・端々吻合術や尿管膀胱新吻合術が追加選択される．しかし，尿管授動・剝離術単独では，上記のように良好な成績が得られているものの，術後再発が病巣切除・吻合術に比較して多く認められること，再狭窄の際には再手術の困難となること，さらに組織診断が未確定になることから，その適応には注意を要する[16]．

　膀胱子宮内膜症・尿管子宮内膜症はまれな疾患であり，診断が困難なことも多いが，尿路閉塞に伴う腎機能廃絶の可能性があり，腎機能保護を最優先にした治療が必要である．また，ほとんどの症例が骨盤内子宮内膜症を合併するため，産婦人科医と泌尿器科医とが連携しながら，生殖年齢女性のニーズに応じた集学的治療を行う必要がある．

文献

1) Comiter CV：Endometriosis of the urinary tract. Urol Clin North Am 2002；29：625-635.
2) Somigliana E, et al：Bladder endometriosis：getting closer and closer to the unifying metastatic hypothesis. Fertil Steril 2007；87：1287-1290.
3) McCluggage WG, et al：CD10 is a sensitive and diagnostically useful immunohistochemical marker of normal endometrial stroma and of endometrial stromal neoplasms. Histopathology 2001；39：273-278.
4) Nisolle M, et al：Peritoneal endometriosis, ovarian endometriosis, and adenomyotic nodules of the rectovaginal septum are three different entities. Fertil Steril 1997；68：585-596.
5) Koninckx PR, et al：Suggestive evidence that pelvic endometriosis is a progressive disease, whereas deeply infiltrating endometriosis is associated with pelvic pain. Fertil Steril 1991；55：759-765.

6）Tuttlies F, et al：[ENZIAN-score, a classification of deep infiltrating endometriosis]. Zentralbl Gynakol 2005；127：275-281.

7）Berlanda N, et al：Ureteral and vesical endometriosis. Two different clinical entities sharing the same pathogenesis. Obstet Gynecol Surv 2009；64：830-842.

8）Donnez J, et al：Definition of ureteral endometriosis? Fertil Steril 1997；68：178-180.

9）Busard MP, et al：Appearance of abdominal wall endometriosis on MR imaging. Eur Radiol 2010；20：1267-1276.

10）Yohannes P：Ureteral endometriosis. J Urol 2003；170：20-25.

11）Togashi K, et al：Adenomyosis：diagnosis with MR imaging. Radiology 1988；166：111-114.

12）Kovoor E, et al：Endometriosis of bladder：outcomes after laparoscopic surgery. J Minim Invasive Gynecol 2010；17：600-604.

13）Westney OL, et al：Bladder endometriosis：conservative management. J Urol 2000；163：1814-1817.

14）Fedele L, et al：A gonadotropin-releasing hormone agonist versus a continuous oral contraceptive pill in the treatment of bladder endometriosis. Fertil Steril 2008；90：183-184.

15）Chapron C, et al：Surgery for bladder endometriosis：long-term results and concomitant management of associated posterior deep lesions. Hum Reprod 2010；25：884-889.

16）Camanni M, et al：Laparoscopic conservative management of ureteral endometriosis. Curr Opin Obstet Gynecol 2010；22：309-314.

17）Camanni M, et al：Laparoscopic conservative management of ureteral endometriosis：a survey of eighty patients submitted to ureterolysis. Reprod Biol Endocrinol 2009；7：109-115.

3 胸腔子宮内膜症

【月経随伴性気胸】

臨床的特徴

　月経随伴性気胸は月経期に発症するものが多いが，排卵期などの月経期以外の時期に発症する例も認められる．また女性の原発性自然気胸が月経期に重なって発症する例もあるため，月経期と気胸発症日の関係のみで診断することは困難である[1)2)]．多くは右気胸で発症するが，まれに左気胸で発症する例もある．20歳以上の生殖可能年齢に発症し，30代後半が最も多い．血清CA125は正常または軽度増加することがある．しかし正常でも月経期には上昇し，骨盤内子宮内膜症が存在すれば上昇するため，鑑別診断には役立たない．

　画像診断では胸部X線検査で気胸の診断をする（図1）．胸部CT検査により他の続発性気胸における基礎疾患の有無を調べる．鑑別診断として女性に発症する気胸・嚢胞性肺疾患との鑑別が必要である．すなわち女性の原発性自然気胸，リンパ脈管筋腫症，女性のBirt-Hogg-Dubé症候群などがある．骨盤内子宮内膜症に関して，無症状例または軽症例が多く精査が必要である．確定診断には局所麻酔による胸腔鏡検査が有用である．横隔膜腱中心に血腫や裂孔など子宮内膜病変の存在が決め手となる（図2）．

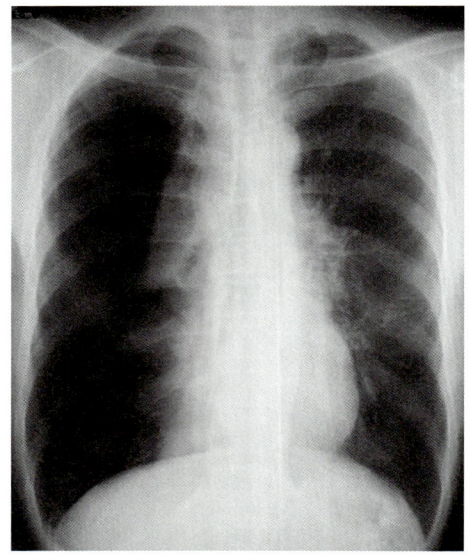

図1　右月経随伴性気胸の胸部X線
右肺は肺血管陰影が消失して高度に虚脱している．
上縦隔が一部癒着しており，肺の一部が確認できる．

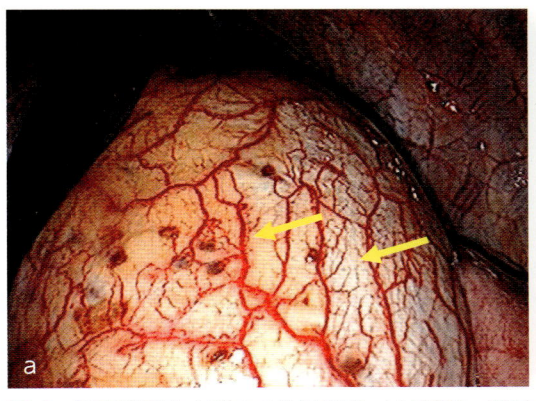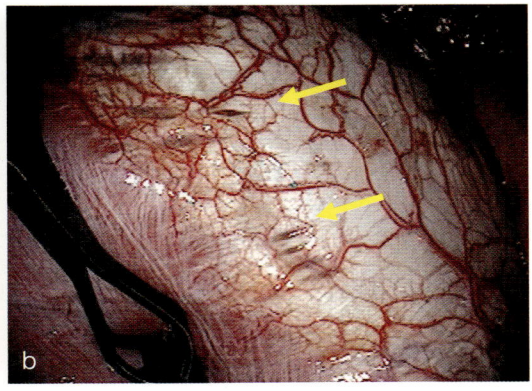

図2　横隔膜子宮内膜症の胸腔鏡像（血腫型）（裂孔型）
a）血腫型：横隔膜の腱中心である．右下に肺の下葉が存在する．血腫型の子宮内膜症組織が腱中心全体に散在している（矢印）．
b）裂孔型：横隔膜の筋肉部（左下）と腱中心（右上）の境界付近に裂孔型の子宮内膜症組織が並んでいる（矢印）．

疫学的特徴

　2014年の日本胸部外科学会手術統計では自然気胸手術が14,572件で，そのうち月経随伴性気胸が148件である．気胸手術の1%を占める．ただし，正確な発生頻度は明確でない．

　右気胸が大部分を占める機序として腹水の時計方向の流れ説[3]，横隔膜における小孔説など存在するが確立されていない．

　空気の胸腔内への流入経路は腹腔内から横隔膜経由と肺動脈から臓側胸膜経由の2経路が存在する．大部分は横隔膜経由で流入すると考えられているが，腹腔内空気の存在を検証できていない．

診療の全体的な流れ

　20歳から閉経までの女性気胸，右気胸，月経期に関係があると推定される場合は月経随伴性気胸を強く疑う[4]．しかしながら，しばしば月経期以外の時期にも気胸発症することが認められるため，原発性気胸や続発性気胸との鑑別は困難である．まれな疾患のため女性気胸患者はこの疾患を疑うことが基本となる．

　月経周期と気胸発症日の詳細な問診を行う．複数回の気胸発症の場合は，その規則性からこの疾患を疑うことは可能である．胸部CT検査により他の気胸疾患と鑑別する．

　婦人科において，骨盤内子宮内膜症の精査は重要である．

　初期治療として胸腔ドレナージは肺虚脱を改善するのに有効である．

　気胸再発防止には手術が第一選択となる．手術成績は再発率0〜60%と報告によりさまざまであり，横隔膜切除のみでは不十分な可能性がある[5][6]（**CQ5**）．胸腔鏡手術で横隔膜部分切除術および胸腔内に病変が存在すればその部分切除術を考慮する[7]．

　横隔膜の子宮内膜症組織は腺組織または間質組織が認められる（図3）．

　ホルモン治療では低用量エストロゲン・プロゲスチン配合薬（OC/LEP）療法または

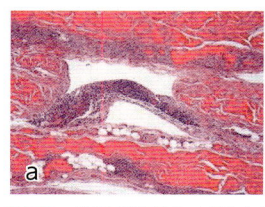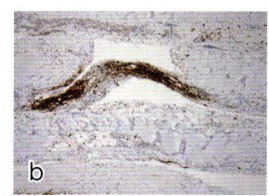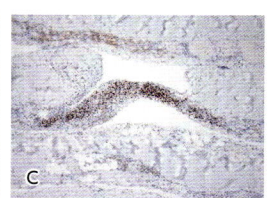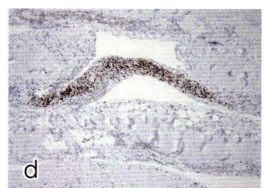

図3　横隔膜子宮内膜症組織
a) ヘマトキシリン・エオジン（HE）染色, b) CD10, c) プロゲステロン受容体（PgR）, d) エストロゲン受容体（ER）
顕微鏡検査のため，横隔膜筋を重ねている．HE では腺組織が淡く染まり，間質組織が濃く染まっている．同じ部位で
CD10 は間質組織が濃く染まっている．PgR，ER ともに，間質部が濃く染まり，腺組織部も淡く染まっている．典型的
な横隔膜の子宮内膜症組織像である．

GnRH アゴニスト療法が行われるが，明確なエビデンスはない．しかしながら，これらは
子宮内膜症性卵巣嚢胞の縮小および子宮内膜症の症状軽減に効果があるため，症状の改
善・病変縮小・再発防止に対して有効である可能性がある（**CQ6**）．ただし，薬物療法を
中止した場合には，気胸再発の可能性が懸念される．

　胸膜癒着療法は気胸再発の防止手段としては積極的に推奨できない．盲目的な癒着療法
は気胸再発が多いこと，癒着効果判定ができないこと，同時に将来の胸部疾患で手術が必
要な場合に不利益となる可能性がある．

＊用語の統一に向けての提案

　いわゆる Catamenial Pneumothorax（CP）「月経随伴性気胸」は，歴史的変遷からさまざまな呼称が用い
られているのが現状である[8]．すなわち，上記のほかに Thoracic Endometriosis（TE）「胸腔子宮内膜症ま
たは胸隔子宮内膜症または胸部子宮内膜症」による気胸[9]，Thoracic Endometriosis Syndrome（TES）「胸
腔子宮内膜症症候群」における気胸[10]，Endometriosis-Related Pneumothorax（ERP）「子宮内膜症関連気
胸」または Thoracic Endometriosis-Related Pneumothorax（TERP）「胸腔子宮内膜症関連気胸」[11]などが
ある．胸腔内の他部位に子宮内膜症組織が存在する例がある，月経期以外にも子宮内膜症による気胸を発
症する例が認められる，といった事実から，臨床症状および発生部位の器官に基づき Thoracic Endometri-
otic Pneumothorax（TEP）「胸腔子宮内膜症性気胸」が妥当と考えられる．

【月経随伴性血胸および喀血】

臨床的および疫学的特徴

　若年女性で月経時に関連した時期に血胸または喀血を伴う非常にまれな疾患である．子
宮内膜症組織が気管支内腔に存在する場合には喀血をきたし，臓側胸膜に存在する場合は
血胸となる．

　喀血では気管支鏡検査では子宮内膜の血腫を認める例は少なく，少量の遺残血液を認め
るのみである．喀血時の胸部 CT 検査では肺実質にすりガラス状の淡い出血像を認める．
平常時には消失していることが多い．血胸では胸部 X 線検査または胸部 CT 検査で胸腔内
の少量の血液貯留を認める．

　治療では病変部位の切除が有効である．OC/LEP 療法または GnRH アゴニスト療法は
有効である可能性がある．しかしながら，投与中止後に再発する可能性が懸念される．

文献

1) Alifano M, et al：Thoracic Endometriosis current knowledge. Ann Thorac Surg 2006；81：761-769.
2) Fukuoka M, et al：Clinical characteristics of catamenial and non-catamenial thoracic endometriosis-related pneumothorax. Respirology 2015；20：1272-1276.
3) Meyers AM, et al：Distribution of intra-abdominal malignant seeding：dependency on dynamics of flow of ascitic fluid. Am J Roentgenol Radium Ther Nucl Med 1973；119：198-206.
4) Haga T, et al：Thoracic Endometriosis-Related Pneumothorax distinguished from primary spontaneous pneumothorax in Females. Lung 2014；192：583-587.
5) Tschopp JM, et al：Management of spontaneous pneumothorax：state of the art. Eur Respir J 2006；28：637-650.
6) Bagan P, et al：Catamenial Pneumothorax：retrospective study of surgical treatment. Ann Thorac Surg 2003；75：378-381.
7) 栗原正利, 他：横隔膜に対する胸腔鏡下横隔膜切除術. 手術 1996；50：2149-2156.
8) Maurer ER, et al：Chronic recurring spontaneous pneumothorax due to endometriosis of diaphragm. JAMA 1958；168：2013-2014.
9) Johnson MM, et al：Catamenial pneumothorax and other thoracic manifestations of endometriosis. Clin Chest Med 2004；25：311-319.
10) Joseph J, et al：Thoracic Endometriosis Syndrome：new observation from an analysis of 110 cases. Am J Med 1996；100：164-170.
11) Alifano M, et al：Endometriosis-related pneumothorax：clinicopathologic observations from a newly diagnosed case. J Thorac Cardiovasc Surg 2004；127：1219-1221.

4　臍部子宮内膜症

臨床的特徴

　　臍部子宮内膜症とは子宮内膜症の中で，臍部に発生するものをよぶ．1886年に最初に提唱したVillarの名前をとってVillar's noduleとよばれることもある．他の子宮内膜症と同様，確定診断には臍部の皮膚・真皮・脂肪組織中に子宮内膜類似の腺管や間質組織を証明することが必要である．一方，月経周期によって変動する臍部の疼痛・出血といった症状や，視診やMRIなどの画像診断法で出血部を含む腫瘤を認めた場合，さらに薬物療法による反応性を確認した場合などは，必ずしも生検などによる病理学的診断を行わなくとも，臨床的子宮内膜症として管理されている症例もある．

　　臍部子宮内膜症は原発性と続発性に分類される．病因については，原発性のものは子宮内膜のリンパ行性・血行性播種，体腔上皮化生，胎生期の子宮内膜様遺残組織からの発生といった説があるが不明な点が多い．続発性のものは医原性すなわち，腹腔鏡下手術などの術中に臍部皮膚切開創に子宮内膜もしくは子宮内膜症組織が付着しそれが生着・増殖したものと考えられている．ただし臨床的にはこれらの成因による治療効果の差異などを比較した論文はなく，発生原因が治療アウトカムに及ぼす影響は不明である．

疫学的特徴

　　臍部子宮内膜症は性器外子宮内膜症の0.4〜4%を占めると報告されている[1]．一方，原発性の皮膚の子宮内膜症の中では臍部は最も頻度が高い[2]．他の部位の子宮内膜症との合併率については正確な報告はないが，孤発性で，腹腔内には子宮内膜症をみないことが多いといわれている[3]．

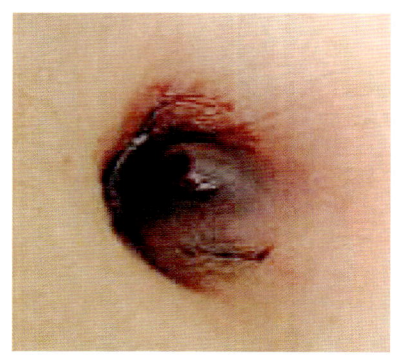

図1　臍部子宮内膜症肉眼所見

診療の全体的な流れ

1. 診断

　診断については，病変が体表から視認できる症例がほとんどであり（図1），月経周期によって変動する症状から本症を疑えば，臨床的診断をつけることは容易である．CT，MRI，超音波といった画像診断法も診断の一助となる．MRIでは腫瘤が卵巣嚢胞のように必ずしも血液で充満されるわけではないので，T1強調画像高値，T2強調画像低値となる

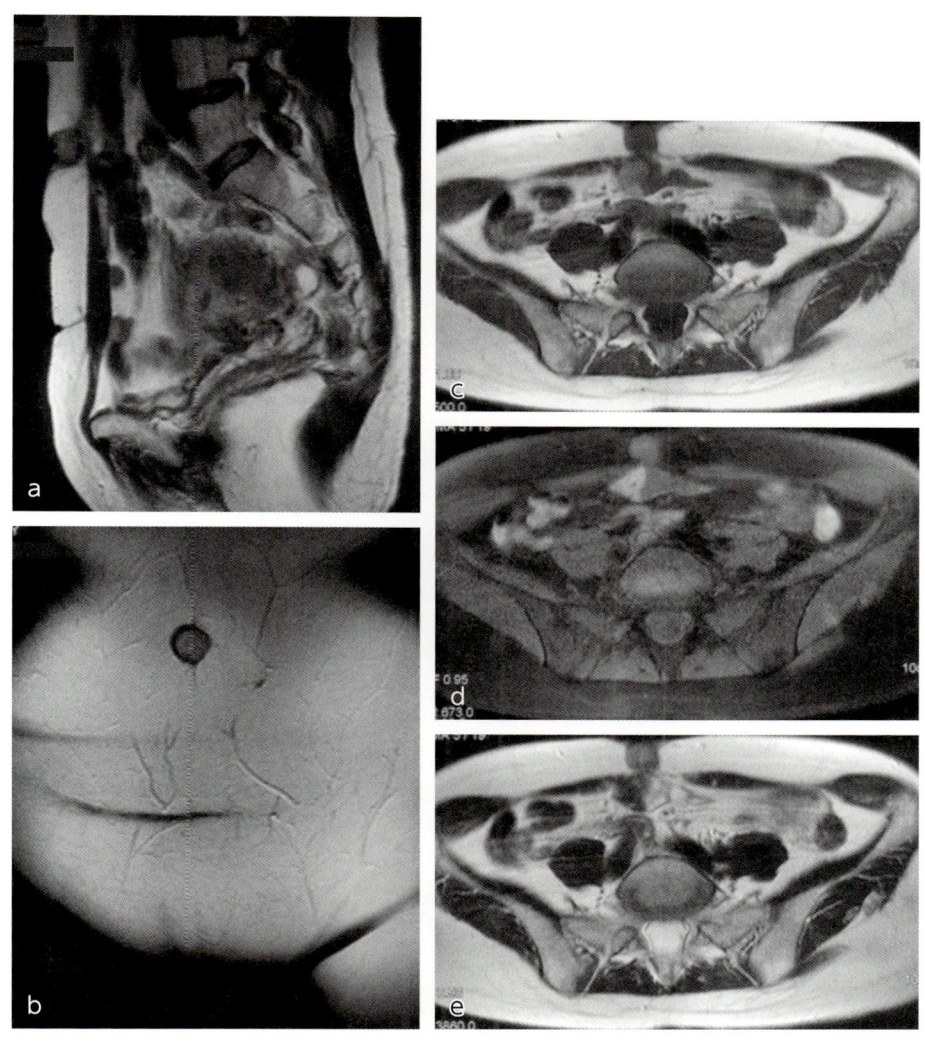

図2　臍部子宮内膜症 MRI 所見
a）T2強調画像矢状断
b）T2強調画像環状断
c）T1強調画像水平断
d）T1強調脂肪抑制画像水平断
e）T2強調画像水平断
本症例ではT1強調画像，T2強調画像ともに低信号であった．腹膜まで腫瘤が到達していることが確認できる．

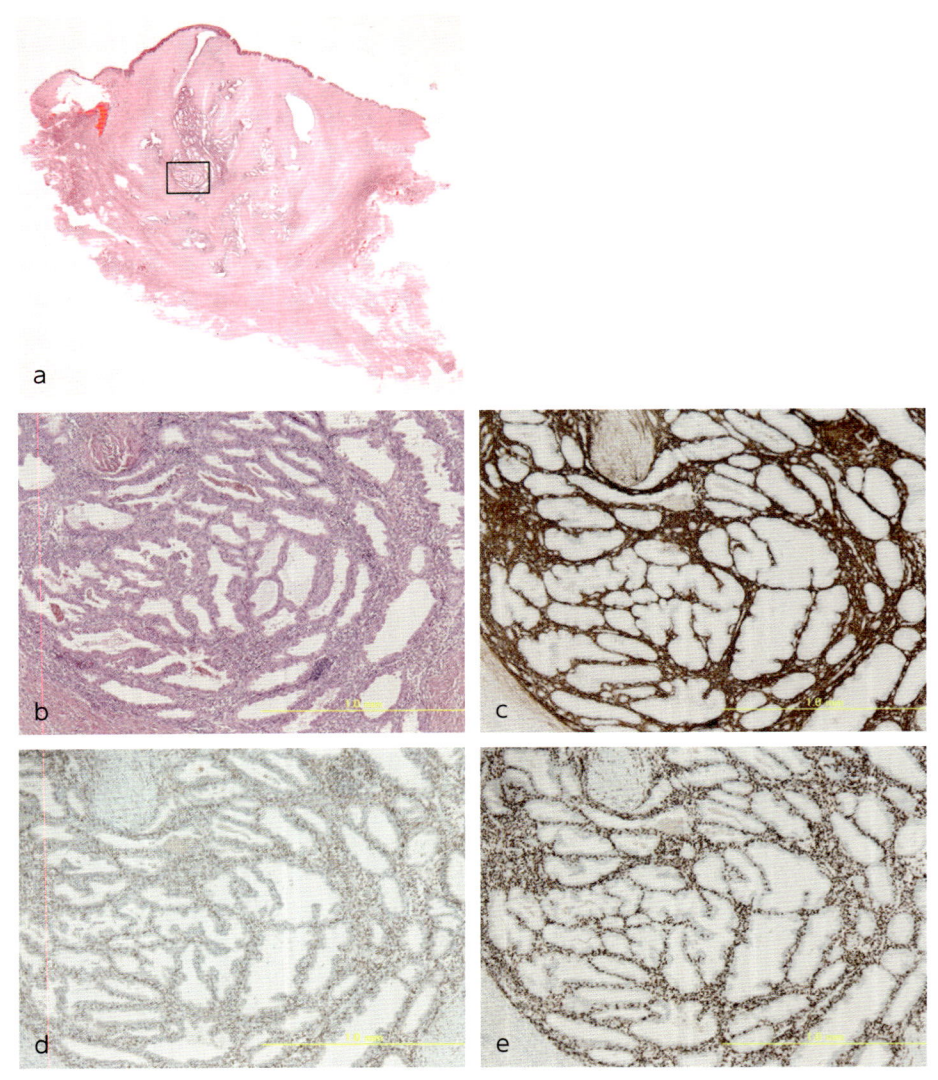

図 3　臍部子宮内膜症摘出標本病理所見
ヘマトキシリン・エオジン（HE）染色ルーペ像（a）：腹膜近くにまで子宮内膜類似の腺管構造が島状に発育しているのが観察される．
ルーペ像中囲み部分の鏡検写真（40 倍）：HE 染色（b），CD10 染色（c），エストロゲン受容体（d），プロゲステロン受容体（e）．
間質細胞の細胞質が子宮内膜症に特異的マーカーである CD10 強陽性に染色されている．また間質細胞，上皮細胞の核がエストロゲン受容体弱陽性，プロゲステロン受容体強陽性に染色されている．

わけではないが[4]（図 2），腫瘤の大きさ，特に手術などに際して深さを知るためには有用である．また低用量エストロゲン・プロゲスチン配合薬（OC/LEP），プロゲスチンなどを投与し反応を観察することも臨床診断の手がかりとなる．確定診断のための病理学的診断のためには，通常の生検に加え，穿刺吸引組織診の有用性の報告[5]もある．病理診断では他の部位の子宮内膜症と同様，子宮内膜類似の腺管や間質組織を証明することが必要である．CD10，エストロゲン受容体，プロゲステロン受容体などの免疫組織化学染色が有

用な場合もある[6]（図3）．

2. 治療

　治療については，他の子宮内膜症と同様，大別して手術療法（**CQ7**），薬物療法（**CQ8**）の2つの選択肢がある．しかし症例報告，症例集積によるエビデンスの集積があるのみで，各種治療法の効果・合併症等のリスク・それらの優劣について明らかに示されたエビデンスは存在しない．

　手術療法（**CQ7**）については，局所拡大切除による根治的手術療法が選択される場合が多い．形成外科医との連携のもと，臍部の再建を必要とすることがあるものの，周術期の合併症の報告はほとんどない．少なくとも短期的には症状改善・病巣抑制に有効であると思われる．腹腔鏡併用の効果，臍部の再建方法の最適化などについては，今後の検討が待たれる．長期的な合併症や再発についてもエビデンスに乏しいが，再発例の報告も散見され，他の部位の子宮内膜症と同様，術後薬物療法も含めた術後の長期的な管理が必要と考えられる．

　薬物療法（**CQ8**）についても，症状の改善や病巣の縮小に有効であったという報告はあるが，手術療法に比して有効性が高いとする報告はない．他の部位の子宮内膜症の報告に鑑みれば，薬物療法は根治的ではなく，中止後に再発する可能性や，悪性の診断が遅れるリスクも想像される．しかし周術期の投与など手術療法とのコンビネーションについては肯定的な報告も多い．上述のように本症は長期的な管理を必要とすると考えられ，症例と状況に応じて薬物療法を考慮してよい状況も多くあると考えられる．

　以上より，診療の全体的な流れとしては，症状の強い明らかな臍部子宮内膜症症例や挙児を希望するために薬物療法を行えない症例には手術療法が第一選択となると考えられる．一方手術を躊躇するような症例，しばらく挙児希望のない症例では，診断もかねてまずは薬物投与を試みるという選択肢も考慮してよいと思われる．長期予後についてはエビデンスに乏しいが，手術療法後・薬物療法中止後の再発の可能性はあり，長期的管理は必要である．今後のエビデンスの蓄積が待たれるが，現時点では他の部位の子宮内膜症の有無，症状の程度，挙児希望などに鑑みて個別に診療方針を決定していくのが現実的と考えられる．

文献

1) Latcher JW：Endometriosis of the umbilicus. Am J Obstet Gynecol 1953；66：161-168.
2) Victory R, et al：Villar's nodule：a case report and systematic literature review of endometriosis externa of the umbilicus. J Minim Invasive Gynecol 2007；14：23-32.
3) Mayer R：Adenofibrosis und Adenomyosis am Nabel. Handbuch der Gynaekologie 1930；3：511-515.
4) Hartigan CM, et al：Case report：MR imaging features of endometriosis at the umbilicus. Br J Radiol 2005；78：755-757.
5) Zhai J：Spontaneous cutaneous endometriosis in the mons pubis region：a case report diagnosed by fine-needle aspiration biopsy. Diagn Cytopathol 2014；42：615-618.
6) Fukuda H, et al：Cutaneous endometriosis in the umbilical region：the usefulness of CD10 in identifying the interstitium of ectopic endometriosis. J Dermatol 2010；37：545-549.

第2章 各論

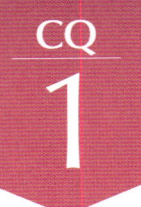

CQ 1 腸管子宮内膜症に対する薬物療法は推奨されるか

推奨

- 直腸・S状結腸子宮内膜症に対する薬物療法は，症状の改善・病巣の縮小に有効であり，推奨される． 推奨グレード：1C
- 他の部位の腸管子宮内膜症（回盲部，虫垂，小腸など）への薬物療法の有効性については不明である． 推奨グレード：2D

文献検索とスクリーニング

　腸管子宮内膜症の本CQに対して，PubMedと医中誌からの検索により，欧文33篇と邦文35篇の文献が検索された．これらの文献の1次スクリーニングで欧文17篇，邦文17篇を選び，2次スクリーニングで欧文8篇ならびに邦文1篇，全9篇が本CQに対する対象文献となった．

　9篇のうち，1篇[1]が欧文システマティックレビュー，7篇が欧文前方視的コホート研究[2]～[8]，1篇[9]が邦文後方視的研究であった．なお，すべての論文が直腸もしくは直腸・S状結腸に関するものであり，回盲部，虫垂，小腸などの部位の腸管子宮内膜症についてはエビデンスレベルの高い論文は存在しなかった．

解　説（エビデンスの要約）

1. 直腸・S状結腸子宮内膜症

　それぞれの文献がCQに対して検討されている．アウトカムとしては1篇[6]を除くすべての文献で症状の改善を評価しており[1]～[5][7]～[9]，一部の文献では病変の縮小についても評価している[1][5][6][9]．ただし薬物療法をあり群となし群で比較したものではなく，薬物治療前後での比較，あるいは複数の薬物の比較であるため，その点については非直線性がある．また前方視的コホート研究7篇中5篇がイタリアの同施設からの文献であるため[2]～[4][6][7]，薬価等の社会的背景によるバイアスがあると考えられる．

　7論文217症例を対象としたシステマティックレビュー[1]では，痛みの改善をアウトカムとして，6～12か月の腟内ダナゾール，GnRHアゴニスト，レボノルゲストレル放出子宮内システム，エストロゲン・プロゲスチン配合薬いずれもが有効であると報告している．

　前方視的コホート研究の 7 篇のうち 1 篇[6]は病変の縮小のみをアウトカムとしており，12 か月のノルエチステロン，GnRH アゴニストと tibolone（本邦では上市されていない）のアドバック，ノルエチステロン＋レトロゾール（本邦では保険は適用されない），デソゲストレル（本邦では上市されていない），低用量エストロゲン・プロゲスチン配合薬（OC/LEP）のいずれもが投与前との比較において有効であったと報告している．7 篇中 4 篇は症状の改善のみをアウトカムとしている．そのうち 1 篇[8]は 3 か月の GnRH アゴニストとエストラジオールのアドバック（本邦では保険は適用されない），1 篇[4]は 12 か月の GnRHアゴニストと tibolone のアドバック（上述のとおり），1 篇[2]は 6 か月のノルエチステロン＋レトロゾール（上述のとおり），1 篇[3]は 12 か月のノルエチステロンが，いずれも投与前との比較において有効であったと報告している．7 篇中残りの 2 篇は症状の改善および病変の縮小をアウトカムとしており，1 篇[7]は 12 か月のエストロゲン・プロゲスチン腟リング（本邦では上市されていない）とデソゲストレル内服の比較で，痛みの改善と病巣の縮小をアウトカムとしており，両薬剤とも両アウトカムに有効，満足度はデソゲストレル内服の方が有意に高かったと報告している．もう 1 篇[5]は 12 か月の OC/LEP 連続投与が投与前との比較において症状ならびに病変の縮小に有効であったと報告している．

　邦文の 82 例の腸管子宮内膜症の後方視的検討[9]では，55 例（67.1 %）に薬物療法（OC/LEP，ジエノゲスト，GnRH アゴニスト，ダナゾール）が施行され，全体で 43 例（78.2 %）に臨床所見の改善を認め，特にジエノゲストで病変の縮小・症状の改善の効果が高かったと報告している．

　副作用については，詳細な比較検討が行われている報告はない．いずれの論文にも重篤は副作用，合併症に関する記載は認めない．

　なおこれらの報告のほとんどすべてが 1 年以内の薬物療法によってアウトカムを評価しており，薬物療法中止後の再発率等の長期予後や，薬物療法を長期に継続した際の副作用について検討している報告はなかった．

2. 他の部位の腸管子宮内膜症（回盲部，虫垂，小腸など）

　症例報告にとどまりエビデンスレベルの高い論文は存在しなかった．

まとめ

1. 直腸・S 状結腸子宮内膜症

　直腸・S 状結腸子宮内膜症に対して，薬物療法は，症状の改善や病変の縮小などに有用であると考えてよい．手術療法との優劣については明確なエビデンスは存在しないが，手術療法の合併症のリスクなどに鑑みれば，薬物療法を最初に考慮されてもよいと考える．

2. 他の部位の腸管子宮内膜症（回盲部，虫垂，小腸など）

　他の部位の腸管子宮内膜症（回盲部，虫垂，小腸など）に対する薬物療法の有用性については明確なエビデンスは存在しない．手術療法との優劣についても明確なエビデンスは存在しないが，薬物療法のリスクを認識し，かつ，薬物療法で制御困難であった場合の手術療法を前提としていれば，考慮されてもよいと考える．

　1・2 ともに各種薬物の優劣については明確なエビデンスがない．薬物療法の副作用，合

併症については，同様の薬剤を卵巣などの子宮内膜症に用いた場合と同等のものが出現することが想像されるが，腸管子宮内膜症に特有の合併症が出現するかどうかについては不明であり注意が必要である．薬物中止後の再発率についても不明であるが，他の部位の子宮内膜症と同様，長期管理が必要となるものと考えられる．

文献

1) Vercellini P, et al：Medical treatment for rectovaginal endometriosis：what is the evidence? Hum Reprod 2009；24：2504-2514.
2) Ferrero S, et al：Letrozole and norethisterone acetate in colorectal endometriosis. Eur J Obstet Gynecol Reprod Biol 2010；150：199-202.
3) Ferrero S, et al：Norethisterone acetate in the treatment of colorectal endometriosis：a pilot study. Hum Reprod 2010；25：94-100.
4) Ferrero S, et al：Triptorelin improves intestinal symptoms among patients with colorectal endometriosis. Int J Gynaecol Obstet 2010；108：250-251.
5) Ferrari S, et al：Continuous low-dose oral contraceptive in the treatment of colorectal endometriosis evaluated by rectal endoscopic ultrasonography. Acta Obstet Gynecol Scand 2012；91：699-703.
6) Ferrero S, et al：Changes in the size of rectovaginal endometriotic nodules infiltrating the rectum during hormonal therapies. Arch Gynecol Obstet 2013；287：447-453.
7) Leone Roberti Maggiore U, et al：Desogestrel-only contraceptive pill versus sequential contraceptive vaginal ring in the treatment of rectovaginal endometriosis infiltrating the rectum：a prospective open-label comparative study. Acta Obstet Gynecol Scand 2014；93：239-247.
8) Roman H, et al：Improvement of digestive complaints in women with severe colorectal endometriosis benefiting from continuous amenorrhoea triggered by triptorelin. A prospective pilot study. Gynecol Obstet Fertil 2015；43：575-581.
9) 高村将司，他：当科における腸管子宮内膜症 82 例の後方視的検討．関東連合産科婦人科学会誌 2014；51：419.

▶ 一般の方向けの解説

　直腸・S 状結腸子宮内膜症に対して，ホルモン療法に代表される薬物療法は，症状の改善や病変の縮小などに有用だと考えられます．それ以外の腸管子宮内膜症（回盲部，虫垂，小腸など）に対しては，薬物療法の有用性は不明です．いずれも手術療法と薬物療法の優劣を比べた報告はありませんが，手術療法の合併症のリスクなどに鑑み，薬物療法の効果がなかったときなどに手術療法を行うことを前提としていれば，最初に薬物療法を試みてもよいと考えます．

CQ 2 腸管子宮内膜症に対する手術療法は推奨されるか

推 奨

● 薬物療法などの治療法で制御困難な有症状の腸管子宮内膜症に対しては手術が推奨される. **推奨グレード：1C**

文献検索とスクリーニング

最初に腸管子宮内膜症に対する手術療法に対して，PubMed と医中誌からの検索により，欧文 246 篇と邦文 251 篇の文献が検索された．これらの文献の 1 次スクリーニングで欧文 123 篇と邦文 5 篇を選び，2 次スクリーニングで欧文 19 篇が本 CQ に対する対象文献となった．

19 篇のうち，13 篇[1]~[13]は症例集積で，4 篇[14]~[17]がコホート研究，2 篇[18][19]がランダム化比較試験（RCT）であった．コホート研究の 4 篇ならびに RCT の 2 篇は異なる術式による比較検討を行ったものであり，手術療法と非手術症例を比較したものではなかった．手術後の症状改善について記載されたものは症例集積で 5 篇[1]~[5]，コホート研究で 1 篇（腸管切除 vs. 焼灼術）[14]，RCT で 1 篇（開腹手術 vs. 腹腔鏡手術）[18]であり，いずれも手術療法による症状の改善を認めた．手術療法の合併症に関する記載ではコホート研究の 3 篇[14][16][17]ならびに RCT の 2 篇[18][19]は合併症の詳細な内訳の記載がなく，縫合不全や腸管腟瘻などの重篤な合併症の頻度は不明であった．症例集積で 11 篇[1]~[4][6]~[12]，コホート研究で 1 篇（神経温存手術 vs. 従来法の手術）[15]において術後の詳細な合併症に関する記載を認めた．

解 説（エビデンスの要約）

症例集積のうち 5 篇[1]~[5]とコホート研究 1 篇[14]，RCT 1 篇[18]において手術後の症状の改善について記載を認めた．いずれの報告においても術後に便秘などの排便障害や腹痛症状の改善を認めたものの，その評価方法は文献によって異なった．症例集積のうち 4 篇[1]~[4]では症状の改善を認めた割合で判断しており，症例集積のうち 1 篇[5]，コホート研究 1 篇[14]，RCT 1 篇[18]ではスコアリングにより症状の評価を行っていた．いずれにおいても「外科的介入」により多くの症例において症状の改善を認めており，エビデンスレベルは低いものの外科的療法により症状の改善が見込める可能性が考えられた．

　　合併症に関しては症例集積 11 篇[1)～4)6)～12)]ならびにコホート研究 1 篇[15)]において縫合不全，直腸腟瘻，排尿障害などの重篤な合併症の頻度を評価していた．0～2％の症例で縫合不全を認めるほか，1.8～4％において直腸腟瘻の報告を認めた．また，尿閉などの排尿障害は 0.8～29％と文献によりばらつきがみられた．重篤な合併症の報告もみられるため「腸管子宮内膜症に対する手術療法は推奨されるか」という観点からすれば，合併症も加味して手術適応を判断すべきと考えられた．

まとめ

　　今回レビューを行った 19 篇に手術療法と非手術症例を比較した報告はなく「腸管子宮内膜症に対する手術療法は推奨されるか」という CQ に答えられる文献は存在しなかった．
　　ただしこれらの文献によると，手術療法による症状改善が見込まれるため，他の療法では制御困難な有症状の腸管子宮内膜症に対しては手術による切除を考慮してもよいと考えられた．

文献

1) Slack A, et al：Urological and colorectal complications following surgery for rectovaginal endometriosis. BJOG 2007；114：1278-1282.
2) Minelli L, et al：Laparoscopic colorectal resection for bowel endometriosis：feasibility, complications, and clinical outcome. Arch Surg 2009；144：234-239；discussion 239.
3) Dousset B, et al：Complete surgery for low rectal endometriosis：long-term results of a 100-case prospective study. Ann Surg 2010；251：887-895.
4) Nezhat C, et al：Laparoscopic management of bowel endometriosis：predictors of severe disease and recurrence. JSLS 2011；15：431-438.
5) Riiskjaer M, et al：Pelvic organ function before and after laparoscopic bowel resection for rectosigmoid endometriosis：a prospective, observational study. BJOG 2016；123：1360-1367.
6) Tarjanne S, et al：Complications and long-term follow-up on colorectal resections in the treatment of deep infiltrating endometriosis extending to bowel wall. Acta Obstet Gynecol Scand 2015；94：72-79.
7) Ribeiro PA, et al：Laparoscopic resection of intestinal endometriosis：a 5-year experience. J Minim Invasive Gynecol 2006；13：442-446.
8) Wills HJ, et al：Bowel resection for severe endometriosis：an Australian series of 177 cases. Aust N Z J Obstet Gynaecol 2009；49：415-418.
9) Minelli L, et al：Laparoscopic conservative surgery for stage IV symptomatic endometriosis：short-term surgical complications. Fertil Steril 2010；94：1218-1222.
10) Donnez J, et al：Complications, pregnancy and recurrence in a prospective series of 500 patients operated on by the shaving technique for deep rectovaginal endometriotic nodules. Hum Reprod 2010；25：1949-1958.
11) Kondo W, et al：Complications after surgery for deeply infiltrating pelvic endometriosis. BJOG 2011；118：292-298.
12) Ruffo G, et al：Laparoscopic rectal resection for severe endometriosis of the mid and low rectum：technique and operative results. Surg Endosc 2012；26：1035-1040.
13) Lee JH, et al：Laparoscopic incidental appendectomy during laparoscopic surgery for ovarian endometrioma. Am J Obstet Gynecol 2011；204：28. e1-5.
14) Meuleman C, et al：Clinical outcome after radical excision of moderate-severe endometriosis with or without bowel resection and reanastomosis：a prospective cohort study. Ann Surg 2014；259：522-531.
15) Ceccaroni M, et al：Nerve-sparing laparoscopic eradication of deep endometriosis with segmental rectal and parametrial resection：the Negrar method. A single-center, prospective, clinical trial. Surg Endosc 2012；26：2029-2045.
16) Mangler M, et al：Long-term follow-up and recurrence rate after mesorectum-sparing bowel resection among women with rectovaginal endometriosis. Int Gynaecol Obstet 2014；125：266-269.
17) Van den Broeck U, et al：Effect of laparoscopic surgery for moderate and severe endometriosis on depression, relationship satisfaction and sexual functioning：comparison of patients with and without bowel resection. Human reprod 2013；28：2389-2397.
18) Darai E, et al：Randomized trial of laparoscopically assisted versus open colorectal resection for endometriosis：morbidity, symptoms, quality of life, and fertility. Ann Surg 2010；251：1018-1023.

19）Ballester M, et al：Urinary dysfunction after colorectal resection for endometriosis：results of a prospective randomized trial comparing laparoscopy to open surgery. Am J Obstet and Gynecol 2011；204：303. e1-6.

▶ 一般の方向けの解説

　下血や腹痛，排便痛などの腸管子宮内膜症に伴う症状は，手術療法によって改善が認められたという報告が多くなされています．また，近年はより体への負担が少ない腹腔鏡手術も報告もされています．しかし，一方で，縫合不全や排尿障害などの重篤な合併症も一定の頻度で発生します．以上より，腸管子宮内膜症に対する手術療法は，薬物療法などで制御困難な症例に対して合併症等のリスクも慎重に検討した上で，行うべきかを判断するのが望ましいと考えられます．

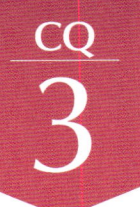

CQ 3 膀胱子宮内膜症・尿管子宮内膜症に対する薬物療法は推奨されるか

推奨

- 膀胱子宮内膜症に対する薬物療法は有効であり，推奨される．

  推奨グレード：1C

- 通過障害のある尿管子宮内膜症では，薬物療法の効果は乏しい可能性がある．

  推奨グレード：2C

文献検索とスクリーニング

　最初に，Cochrane，PubMedと医中誌からの検索により，膀胱子宮内膜症・尿管子宮内膜症の薬物療法に関する欧文19篇と邦文22篇の文献を抽出した．これらの文献の1次スクリーニングで欧文11篇，邦文8篇（邦文はすべてが症例報告/症例集積）を選んだ．2次スクリーニングでは，欧文4篇（システマティックレビュー1篇，レビュー2篇，症例集積1篇）を，本CQに対する対象文献とした．1篇の欧文文献を除く5篇は1篇のシステマティックレビューの内容に含まれていた．

　欧文4篇のうち，2篇[1)2)]は膀胱子宮内膜症，1篇[3)]は尿管子宮内膜症の総説であり，スクリーニングで除いた文献（症例報告/症例集積）の内容はこれらに含まれていた．ランダム化比較試験，メタ解析，およびコホート研究はみられなかった．1篇[4)]は尿管子宮内膜症に対してアロマターゼ阻害薬が投与された症例報告であるが，上記の3篇の文献には含まれておらず対象に加えた．

解　説（エビデンスの要約）

1. 膀胱子宮内膜症

　本CQに対して書かれた2篇の論文について要約する．まず，2016年までの膀胱子宮内膜症に関する文献のシステマティックレビューでは[1)]，薬物療法に関する9篇の症例報告の中で36例が報告されている．低用量エストロゲン・プロゲスチン配合薬（OC/LEP）とジエノゲストを第1選択，GnRHアゴニストを第2選択とし，その有効性を論じており，いずれも長期間の薬物療法の必要性を示唆している．6か月以上のジエノゲスト投与による，病変縮小ならびに症状改善効果が示されている．OC/LEPに比べてGnRHアゴニス

トは，病変縮小効果が強いとの指摘もある．アロマターゼ阻害薬は，しばしば無効例がみられること，筋肉痛や関節痛などの副作用が危惧されており，まだ研究段階の薬物治療であることから，第 1・第 2 選択薬が無効な場合に使用を考慮することが記されている．いずれの薬剤も，効果は一時的で完全治癒は見込めないことが指摘されている．

　膀胱子宮内膜症の薬物療法に関して，1996～2011 年に報告された 23 篇がレビューされている[2]．前述した論文にある GnRH アゴニスト，ジエノゲスト，OC/LEP に加え，メドロキシプロゲステロン酢酸エステル（MPA）デポー剤とダナゾールの効果が示されている．薬物療法が適するのは，閉経後で 5 mm 以下の小さな子宮内膜症性病変を有する症例であったが，薬物療法を中断したのちの再発率が 35％と高かったことから，長期間の薬物治療の必要性を指摘している．

2. 尿管子宮内膜症

　尿管子宮内膜症の薬物療法に関して，1996～2010 年に報告された 5 篇がレビューされている[3]．薬物療法の治療方針は，膀胱子宮内膜症と同様でよいことが示されている．薬物療法は有効であること，6 か月ごとのエコー検査が尿管閉塞を診断する上で有用であることが示されている．尿管の子宮内膜症組織の増殖抑制には効果的であるが，線維性の瘢痕化した病変には効果が乏しい．周囲組織との癒着により通過障害のある病変では，薬物療法のみでは効果が乏しいことが指摘されている．

　上述した薬物療法に加えて，両側尿管子宮内膜症の症例にアロマターゼ阻害薬を投与した症例報告がある[4]．GnRH アゴニストを 6 か月投与したあとに，15 か月のアロマターゼ阻害薬投与を行ったが，線維化を伴う病変は変化せず，手術療法を要したことが示されている．

まとめ

　膀胱子宮内膜症に対する薬物療法は，症状改善が期待できることから，まず選択してよい治療である．尿管子宮内膜症においても，同様の薬物療法を行ってよいが，線維化した病変により通過障害をきたしている場合には，治療効果の限界があることから，その適応には注意が必要である．いずれにおいても，薬物療法は症状の寛解および病変縮小効果が期待できるが，長期の治療期間を要する．

文献

1）Leone Roberti Maggiore U, et al：Bladder endometriosis：A systematic review of pathogenesis, diagnosis, treatment, impact on fertility, and risk of malignant transformation. Eur J Urol 2017；71：790-807.
2）Maccagnanao C, et al：Diagnosis and treatment of bladder endometriosis：state of the Art. Urol Int 2012；89：249-258.
3）Maccagnanao C, et al：Ureteral endometriosis：proposal for a diagnostic and therapeutic algorithm with a review of the literature. Urol Int 2013；91：1-9.
4）Bohrer J, et al：Persistent bilateral ureteral obstruction secondary to endometriosis despite treatment with an aromatase inhibitor. Fertil Steril 2008；90：2004. e7-e9.

▶ 一般の方向けの解説

　膀胱子宮内膜症に対して，薬物療法は症状を改善させる効果があり，まず行われるべき治療法です．尿管子宮内膜症でも，同じように薬物療法の効果が期待できますが，尿管のまわりの線維化が強い場合には，効果が乏しいと考えられます．いずれにしても，長期間の薬物療法が必要です．薬物療法を行っても，効果が十分でない場合には手術療法が必要となります．

CQ 4 膀胱子宮内膜症・尿管子宮内膜症に対する手術療法は推奨されるか

推奨

◉ 膀胱子宮内膜症・尿管子宮内膜症における手術療法は症例，術式に応じて有効な可能性がある． 推奨グレード：1C

文献検索とスクリーニング

　最初に膀胱子宮内膜症・尿管子宮内膜症の本 CQ に対して，PubMed と医中誌からの検索により，欧文 228 篇と邦文 122 篇の文献が検索された．これらの文献の 1 次スクリーニングで欧文 102 篇を選び，2 次スクリーニングで欧文 20 篇が本 CQ に対する対象文献となった．

　手術療法の有効性を検討したランダム化比較試験（RCT）の報告はなかった．20 篇のうち，4 篇[1]~[4]は前方視的症例集積で，1 篇[1]のみ手術療法の比較がある前方視的研究であった．16 篇[5]~[20]は，膀胱子宮内膜症・尿管子宮内膜症に対する手術例を後方視的にまとめたものであり，多くは腹腔鏡下手術だが，ロボット支援手術も 1 篇[8]報告されている．

解　説（エビデンスの要約）

　「膀胱子宮内膜症・尿管子宮内膜症に対する手術療法は推奨されるか」という CQ に対して明確に回答するためには，手術療法と手術以外の何らかの治療法を比較した試験が必要である．さらに，子宮内膜症の病期や年齢，症状，前治療などさまざまな患者背景バイアスが強く影響すると考えられるため，前方視的 RCT が必須である．また，何を有効とするかによってその回答は大きく異なる．子宮内膜症再発率，再手術率，症状改善，治療による合併症の有無，治療後の生殖能，排尿機能か，水腎症も含めた腎機能などが有効基準として想定されるが，いずれも有益な判断結果が報告されていない．

　一般的に膀胱子宮内膜症・尿管子宮内膜症に対する手術療法は，尿管剝離術，尿管尿管吻合術，尿管膀胱新吻合術，経尿道的子宮内膜症切除術，膀胱部分切除術，腎摘除術であり，それぞれの手術においても開放性手術，鏡視下手術，ロボット支援手術などさまざまな術式がある．さらに経尿道尿管内子宮内膜レーザー除去術も報告されている[9]．

　前方視的症例集積では，Mereu ら[1]は 56 例の尿管子宮内膜症に対する腹腔鏡下尿管剝離

術（35 例），腹腔鏡下尿管尿管吻合術（17 例），腹腔鏡下尿管膀胱新吻合術（2 例），腹腔鏡下腎摘除術（2 例）について報告した．35 例の腹腔鏡下尿管剥離術と 17 例の腹腔鏡下尿管尿管吻合術を比較して，尿管剥離術の方が有意に合併症が多いことを報告しているが，経過観察期間中央値は 21 か月と短い．Soriano ら[2]は 45 例の尿管子宮内膜症に対し 41 例（91.1％）に腹腔鏡下尿管剥離術，4 例（8.9％）に尿管膀胱新吻合術を行い，平均経過観察期間 28.5 か月で 2 例（4.8％）に再手術が必要であったと報告している．また，Ghezzi ら[3]は 33 例に対して腹腔鏡下尿管剥離術を行い平均経過観察期間 16 か月で 4 例（12.1％）に再発を認めたと報告している．尿管子宮内膜症のみに限定すれば，尿管ステント留置術も手術療法の 1 つであり評価が必要である．

　膀胱子宮内膜症・尿管子宮内膜症に対する術式の選択についてもばらつきがあるため，結果についてもバイアスが生じていると考えられる．手術療法を選択するか，さらにどのような術式を選択するかは患者の年齢，状態（特に生殖機能や腎機能），尿路の障害部位と程度などが強く影響する[2]．手術療法と他の治療方法との比較がなく，すべて手術療法単独による成績のみが報告されており，本 CQ に対する回答の十分な根拠になるとは言い難いが，集積された症例では，一貫して症状改善，低い再発率の報告があるので，手術療法が有効である可能性がある．先行治療・併用療法としての薬物治療の有効性については今後の検討が必要である．今後手術療法のみならず，治療法選択のアルゴリズムを推奨できれば望ましい．

まとめ

　「膀胱子宮内膜症・尿管子宮内膜症に対する手術療法は推奨されるか」という CQ に対して，現在までの症例集積報告に明確な十分な根拠があるとは言い難い．しかし，その内容からは，「膀胱子宮内膜症・尿管子宮内膜症に対する手術療法は有効である可能性がある」ため，注意深くフォローアップすべきである．

文献

1) Mereu L, et al：Laparoscopic management of ureteral endometriosis in case of moderate-severe hydroureteronephrosis. Fertil Steril 2010；93：46-51.
2) Soriano D, et al：Multidisciplinary team approach to management of severe endometriosis affecting the ureter：long-term outcome data and treatment algorithm. J Minim Invasive Gynecol 2011；18：483-488.
3) Ghezzi F, et al：Outcome of laparoscopic ureterolysis for ureteral endometriosis. Fertil Steril 2006；86：418-422.
4) Seracchioli R, et al：Conservative laparoscopic management of urinary tract endometriosis（UTE）：surgical outcome and long-term follow-up. Fertil Steril 2010；94：856-861.
5) Saavalainen L, et al：Deep infiltrating endometriosis affecting the urinary tract-surgical treatment and fertility outcomes in 2004-2013. Gynecol Surg 2016；13：435-444.
6) Mu D, et al：Diagnosis and treatment of ureteral endometriosis：study of 23 cases. Urol J 2014；11：1806-1812.
7) Kjer JJ, et al：Full-thickness endometriosis of the bladder：report of 31 cases. Eur J Obstet Gynecol Reprod Biol 2014；176：31-33.
8) Collinet P, et al：Robot-assisted laparoscopy for deep infiltrating endometriosis：international multicentric retrospective study. Surg Endosc 2014；28：2474-2479.
9) Castaneda CV, et al：Endoscopic management of intraluminal ureteral endometriosis. Urology 2013；82：307-312.
10) Gabriel B, et al：Prevalence and management of urinary tract endometriosis：a clinical case series. Urology 2011；78：1269-1274.
11) Stepniewska A, et al：Ureteral endometriosis：clinical and radiological follow-up after laparoscopic ureterocystoneostomy.

Hum Reprod 2011；26：112-116.

12）Kovoor E, et al：Endometriosis of bladder：outcomes after laparoscopic surgery. J Minim Invasive Gynecol 2010；17：600-604.

13）Bosev D, et al：Laparoscopic management of ureteral endometriosis：the Stanford University hospital experience with 96 consecutive cases. J Urol 2009；182：2748-2752.

14）Camanni M, et al：Laparoscopic conservative management of ureteral endometriosis：a survey of eighty patients submitted to ureterolysis. Reprod Biol Endocrinol 2009；7：109.

15）Frenna V, et al：Laparoscopic management of ureteral endometriosis：our experience. J Minim Invasive Gynecol 2007；14：169-171.

16）Antonelli A, et al：Clinical aspects and surgical treatment of urinary tract endometriosis：our experience with 31 cases. Eur Urol 2006；49：1093-1097.

17）Soriano D, et al：Reproductive Outcome Is Favorable After Laparoscopic Resection of Bladder Endometriosis. J Minim Invasive Gynecol 2016；23：781-786.

18）Uccella S, et al：Laparoscopy for ureteral endometriosis：surgical details, long-term follow-up, and fertility outcomes. Fertil Steril 2014；102：160-166

19）Schneider A, et al：Endometriosis of the urinary tract in women of reproductive age. Int J Urol 2006；13：902-904.

20）Rozsnyai F, et al；the CIRENDO Study Group：Outcomes of surgical management of deep infiltrating endometriosis of the ureter and urinary bladder. JSLS 2011；15：439-447.

▶ **一般の方向けの解説**

　膀胱子宮内膜症については手術療法が有効だと考えられます．尿管子宮内膜症については，腎機能温存のために手術を積極的に検討してもよいと考えられます．術式の選択は症例に応じて慎重に検討が必要と考えられます．

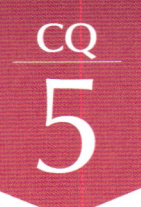

CQ 5

胸腔子宮内膜症に対する手術療法は推奨されるか

推奨

- 月経随伴性気胸は症状に応じて，手術が有効なことがある．
  推奨グレード：1C

- 月経随伴性喀血については，手術を行わなくても自然治癒することもあるが，症状の程度によっては手術が考慮される．　**推奨グレード：2D**

文献検索とスクリーニング

　　最初に胸腔子宮内膜症の手術治療（**CQ5**）に対して，PubMed と医中誌からの検索により，欧文 75 篇の文献が検索された．これらの文献の 1 次スクリーニングで欧文 24 篇を選び，2 次スクリーニングで欧文 13 篇が本 CQ に対する対象文献となった．

　　胸腔子宮内膜症について，13 篇のうち 11 篇[1)~11)]が月経随伴性気胸，1 篇が月経随伴性喀血[12)]，1 篇が両者を扱ったものであった[13)]．月経随伴性喀血を対象とした 1 篇だけが多施設共同研究[12)]，10 篇は単施設の症例研究[1)~9)13)]，2 篇は定性的レビューであった[10)11)]．9 篇[1)~9)]の月経随伴性に関する文献はいずれも症例数 4～150 の後方視的観察研究であり，うち 4 篇は女性気胸の中で月経随伴性気胸の頻度を示したものであった[1)4)6)7)]．月経随伴性喀血はまれな疾患であり，過去 40 例程度の英文報告がみられるだけであった．多施設共同研究で 19 例を蓄積した報告[12)]ではその臨床像・画像所見・治療法・手術成績の記述がみられたが他の治療法との比較を論じたものではない．月経随伴性気胸の手術療法を論じた文献は，その臨床像・手術術式・補助療法（ホルモン療法）について記載があり，そのアウトカムとして気胸再発率を論じている．定性的レビューの 2 篇[10)11)]は月経随伴性気胸に関する総説であり，診断法として血清 CA 125 値を論じたものが 1 篇ある[9)]．

解　説（エビデンスの要約）

　　自然気胸に対する手術法は，胸腔鏡下にエアーリークの原因となった肺胸膜面のブラを縫縮または切除することが一般的である．月経随伴性気胸においても，急性期においてはエアーリークの原因である子宮内膜様変化をきたした部位を切除しエアーリークを止め，さらに横隔膜に子宮内膜組織の迷入の原因を疑う小孔がみられる場合にはこれを閉鎖す

る．新たな肺胸膜面の病変発症による気胸再発を防止するために胸膜癒着を薬剤散布などで行う場合もあるが，胸膜癒着を行うべきか否かについては一定の見解がみられない．

　月経随伴性気胸に関して症例集積した10篇[1]～[9][11]すべてにおいて，アウトカムとして再発率を採用していた．7篇[1][3][5][7]～[9][13]で術式の詳細について検討され，5篇[1][4][5][8][13]で補助療法としての術後ホルモン療法施行の有無の言及がみられた．いずれも外科的介入とそれ以外の治療法を比較したものではなく，本CQに対する明確な答えを得るものではなかった．

まとめ

　今回レビューを行った13篇からは，「胸腔子宮内膜症に対する手術療法は推奨されるか」というCQに答えられる文献は存在しなかった．

　12篇[1]～[11][13]の症例集積の内容からは，月経随伴性気胸の臨床的特徴・病理組織学的所見・術後再発率について，また2篇[12][13]の症例集積の内容からは月経随伴性喀血の臨床的特徴・画像所見・病状経過についての知見を得ることができた．

　月経随伴性気胸は，その程度が強ければ呼吸不全のために生命を脅かすものであるため，一般の自然気胸に準じた手術治療方針を適用することを薦める．月経随伴性喀血についてもその程度が強ければ凝血による気道閉塞をきたしうるため手術治療を考慮する場合がある．

文献

1) Subotic D, et al：Hormonal Therapy after the operation for catamenial pneumothorax—is it always necessary? J Cardiothorac Surg 2016；11：66.
2) Fukuoka M, et al：Clinical characteristics of catamenial and non-catamenial thoracic endometriosis-related pneumothorax. Respirology 2015；20：1272-1276.
3) Nezhat C, et al：Multidisciplinary treatment for thoracic and abdominopelvic endometriosis. JSLS 2014；18：e2014. 00312.
4) Haga T, et al：Clinical-pathological findings of catamenial pneumothorax：comparison between recurrent cases and non-recurrent cases. Ann Thorac Cardiovasc Surg 2014；20：202-206.
5) Alifano M, et al：Pneumothorax recurrence after surgery in women：clinicopathologic characteristics and management. Ann Thorac Surg 2011；92：322-336.
6) Rousset-Jablonski C, et al：Catamenial pneumothorax and endometriosis-related pneumothorax：clinical features and risk factors. Hum Reprod 2011；26：2322-2329.
7) Muramatsu T, et al：Surgical treatment of catamenial pneumothorax. Aian J surg 2010；33：199-202.
8) Ciriaco P, et al：Surgical treatment of catamenial pneumothorax：a single centre experience. Interact Cardiovasc Thorac Surg 2009；8：349-352.
9) Bagan P, et al：Value of cancer antigen 125 for diagnosis of pleural endometriosis in females with recurrent pneumothorax. Eur Respir J 2008；31：140-142.
10) Alifano M：Catamenial pneumothorax. Curr Opin Pulm Med 2010；16：381-386.
11) Channabasavaiah AD, et al：Thoracic endometriosis：revisiting the association between clinical presentation and thoracic pathology based on thoracoscopic findings in 110 patients. Medicine（Baltimore）2010；89：183-188.
12) Kim CJ, et al：Catamenial hemoptysis：a nationwide analysis in Korea. Respiration 2010；79：296-301.
13) Hwang SM, et al：Clinical features of thoracic endometriosis：A single center analysis. Obstet Gynecol Sci 2015；58：223-231.

▶ 一般の方向けの解説

　月経随伴性気胸とは，月経周期に合わせて発症する女性特有の病気です．右側に発症することが多く，また繰り返すことが多いです．通常の自然気胸の治療と同様に，肺の虚脱の程度が強かったり，繰り返す場合には手術治療が有効な場合があります．

　月経随伴性喀血とは，月経周期に合わせて血痰・喀血をきたす病気です．程度が軽ければ自然軽快することがありますが，多量の出血の場合は手術を行うこともあります．

CQ 6 胸腔子宮内膜症に対する薬物療法は推奨されるか

推 奨

● 胸腔子宮内膜症に対して症例に応じて，薬物療法単独もしくは術後補助療法としての薬物療法を考慮してもよい． 推奨グレード：2C

文献検索とスクリーニング

最初に胸腔子宮内膜症の本 CQ に対して，Cochrane，医中誌，PubMed からの検索により，欧文 111 篇と邦文 15 篇の文献が検索された．これらの文献の 1 次スクリーニングで欧文 18 篇と邦文 8 篇を選び，2 次スクリーニングで欧文 8 篇と邦文 3 篇が本 CQ に対する対象文献となった．

11 篇のうち，10 篇[1)~10)]は症例集積で，1 篇[11)]が後方視的コホート研究であった．そのうちの 7 篇[3)~9)]は月経随伴性気胸に関するもので，3 篇[1)2)11)]は胸腔子宮内膜症に対する治療経験を多数まとめたもの，1 篇[10)]は薬物療法による副作用に関するものであった．症例集積のうち，1 篇[1)]を除いて外科的介入が加わっており，その 1 篇においても薬物療法単独群と対照群を比較検討した記載はなかった．コホート研究の 1 篇[11)]は胸膜癒着術に関しても検討しており，術後補助療法としてのホルモン療法の有無による月経随伴性気胸の再発に関しての検討であった[11)]．

解 説（エビデンスの要約）

症例集積の 10 篇[1)~10)]は，稀少疾患である胸腔子宮内膜症に対する治療経験を多数まとめたものであり，無治療群と胸膜癒着術を含めた薬物療法群を比較検討したものはなかった．臨床症状の再発をアウトカムとし，薬物療法（GnRH アゴニスト単独あるいは GnRH アゴニスト＋ジエノゲスト）群と手術療法群を報告したものが 1 篇[2)]，手術療法後の薬物療法の有無について報告したものが 8 篇[2)~9)]であった．うち 2 篇[7)8)]は手術療法後のジエノゲスト単独療法で再発を認めた症例報告であった．1 篇[10)]は副作用に関する症例集積の報告であった．「胸膜癒着術を含む薬物療法による介入」により月経随伴性気胸の発症リスクの増減をみたものはなく，症例集積であり本 CQ に対して答えを与えるものではなかった．

1 篇[11)]の後方視的コホート研究は，胸膜癒着術および術後補助療法としての薬物療法

（GnRHアゴニスト単独）の有無による臨床症状の再発を報告したものであり，このCQを考察するためのcontrol群は設定されていなかった．

病変のサイズについて言及した報告はなかった．

まとめ

今回レビューを行った11篇からは，「胸腔子宮内膜症に対する薬物療法は推奨されるか」というCQに直接的に答えられる文献は存在しなかった．しかし，GnRHアゴニスト単独あるいはGnRHアゴニスト-ジエノゲスト順次投与療法は有効な薬物療法として考慮してもよい．

文献

1) Hwang SM, et al：Clinical features of thoracic endometriosis：A single center analysis. Obstet Gynecol Sci 2015；58：223-231.
2) Duyos I, et al：Management of thoracic endometriosis：single institution experience. Eur J Obstet Gynecol Reprod Biol 2014；178：56-59.
3) Visouli AN, et al：Catamenial pneumthorax：a rare entity? Report of 5 cases and review of the literature. J Thorac Dis 2012；4 Suppl 1：17-31.
4) Majak P, et al：Catamenial pneumothorax, clinical manifestations—a multidisciplinary challenge. Pneumonol Alergol Pol 2011；79：347-350.
5) Ciriaco P, et al：Surgical treatment of catamenial pneumothorax：a single center experience. Interact Cardiovasc Thorac Surg 2009；8：349-352.
6) Leong AC, et al：Catamenial pneumothorax：surgical repair of the diaphragm and hormone treatment. Ann R Coll Surg Engl 2006；88：547-549.
7) 小林真弓，他：当院における月経随伴性気胸の検討．日本農村医学会雑誌 2015；64：56-60.
8) 渡辺　正，他：月経随伴性気胸に対するジエノゲスト療法の検討．日本エンドメトリオーシス学会会誌 2011；32：153-156.
9) 長谷川徹，他：ジエノゲストを使用した月経随伴性気胸の一例．富山県産科婦人科学会雑誌 2014；30：21-24.
10) Alifano M, et al：Catamenial and noncatamenial, endometriosis-related or nonendometriosis-related pneumothorax referred for surgery. Am J Respir Crit Care Med 2007；176：1048-1053.
11) Alifano M, et al：Pneumothorax recurrence after surgery in women：clinicopathologic characteristics and management. Ann Thorac Surg 2011；92：322-326.

▶一般の方向けの解説

胸腔子宮内膜症に対しては，原則として手術療法が行われます．手術療法後の補助療法として，ホルモン剤の持続的投与は月経随伴性気胸，喀血，喀痰などの症状の再発を予防する可能性があり有用と考えられます．ホルモン療法のみで胸腔子宮内膜症を治療した報告はなくその効果は不明ですが，症状を抑制する目的でホルモン剤の持続的投与を試みてもよいでしょう．

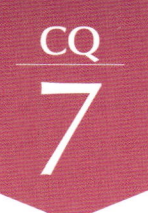

CQ 7
臍部子宮内膜症に対する手術療法は推奨されるか

推奨

● 臍部子宮内膜症に対しては，症例に応じて，局所拡大切除による根治的手術療法が推奨される． **推奨グレード：1C**

文献検索とスクリーニング

臍部子宮内膜症の本 CQ に対して，PubMed と医中誌より，欧文 107 篇と邦文 32 篇の文献が検索された．これらの文献の 1 次スクリーニングで欧文 47 篇と邦文 19 篇を選び，2 次スクリーニングで邦文 13 篇[1]~[13] と欧文 33 篇[14]~[46] が本 CQ に対する対象文献となった．

臍部子宮内膜症に対する治療の有用性を前方視的に比較検討したエビデンスレベルの高い文献は存在しないため，後方視的症例報告の邦文 13 篇[1]~[13]，欧文 33 篇[14]~[46]（症例報告がほとんどで，すべてエビデンスレベル 4）を対象に検討を行った．

解　説（エビデンスの要約）

アウトカムとしては臍部子宮内膜症 89 例に対して，手術療法のみによる治療が行われた症例が 82 例，薬物療法のみによる保存的治療が行われたものが 7 例であった．このように，多くは手術療法のみによる治療が選択されている．すべて特段の合併症の記載なく症状改善されており，手術療法は症状の改善に有効であった．一方で術後経過観察期間は，明記されていないものや半年未満の症例も多くみられた．再発症例ではいずれも術後 2 年以上経過してみられている．このため，短期的には手術療法の有用性は示されていると考えてよいが，長期的にも再発や合併症がないかについては，明確に回答することはできない．手術療法による再発を防ぐためには，一定の辺縁組織を含んで切除すること（局所拡大切除）が望ましいと考えられる．切除手術に伴い臍変形を残すため，外観修復の希望があれば形成外科医による臍部の再建を必要とする．少なくとも短期的には症状改善・病巣抑制に有効であると思われる．

手術療法と薬物療法の優劣に関しては，Saito らが報告している[35]．同施設における臍部子宮内膜症 7 例に対して，3 例は経過観察，3 例は低用量エストロゲン・プロゲスチン配合薬（OC/LEP）等による薬物加療，1 例に手術加療を施行している．結果，薬物療法は症

状寛解にも診断にも有用であり，特に妊娠希望がなく症状が比較的軽微な症例に対しては，薬物療法の有効性が示唆される．一方，内服を中止するとしばしば症状の再燃がみられており，根治にはやはり手術療法が必要であるとも考えられる．

　また，臍部子宮内膜症においては，明らかな成因はいまだはっきりしないが，腹部内視鏡手術後の瘢痕などに生じる続発性のものと，手術歴などなく原発性に生じるものと，大きく 2 種類あるとされる．今回検討した臍部子宮内膜症 89 例中，続発性のものは 16 例，原発性のものは 73 例であった．これらの成因による治療効果の差異などを検討した文献もなく，発生原因が治療アウトカムに及ぼす影響も検討する必要がある．

　臍部子宮内膜症はまれな疾患である．このため，手術療法の中には，術前に生検による確定診断がついている場合と，臨床的経過や画像診断などから鑑別診断としてあげられているものの診断には至っていない場合，または腫瘍切除後に病理組織学的診断後にはじめて診断がついた場合など，術前の経過に差がみられる．これらも，術式の選択や治療アウトカムのバイアスとして考慮する必要がある．

まとめ

　今回の文献のレビューから，臍部子宮内膜症については手術療法の一定の有用性は示されていると考えてよいが，長期的にも再発や合併症がないかについては不明である．妊娠を希望しないケースや，症状が軽微な場合においては，薬物療法による保存的加療も症例に応じて検討してよいと考えられる．手術術式，薬物療法と手術療法の優劣については，比較検討した文献はなく，明確に回答することはできないが，臍部はアプローチも容易で，侵襲の小さい手術が可能であるため，手術療法を第一選択として試みてもよいと考えられる．

文献

1) 与那嶺正行，他：鼠径部および臍部に発生した稀少部位子宮内膜症の 2 例．東京産科婦人科学会会誌 2016；65：265-270.
2) 三宅友子，他：臍形成術を施行した臍部子宮内膜症の 1 例．関東連合産科婦人科学会誌 2014；51：625-629.
3) 朝見友香，他：ジエノゲストが著効した稀少部位子宮内膜症の 4 例．日本エンドメトリオーシス学会会誌 2014；35：132-134.
4) 河合智之，他：腹腔鏡下子宮亜全摘術後に発症した臍部子宮内膜症の 3 例．日本産科婦人科内視鏡学会雑誌 2013；29：189-194.
5) 中川国利，他：皮膚子宮内膜症症例の検討．仙台赤十字病院医学雑誌 2013；22：27-31.
6) 塚本文人，他：臍部子宮内膜症の 1 例．皮膚科の臨床 2013；55：122-123.
7) 大野健太郎，他：臍形成術を施行した臍部子宮内膜症の 2 例．皮膚科の臨床 2011；53：479-483.
8) 福田英嗣，他：臍部に生じた皮膚子宮内膜症の 1 例．皮膚科の臨床 2010；52：735-738.
9) 小島令子，他：臍部子宮内膜症の 1 例．皮膚科の臨床 2009；51：1912-1913.
10) 井上行信，他：臍部腫瘤として認められた異所性子宮内膜症の 1 例．日本臨床外科学会雑誌 2008；69：457-460.
11) 松本讓二，他：腹壁皮膚に発生した子宮内膜症 2 例〜原発性臍子宮内膜症と帝王切開瘢痕部子宮内膜症〜．日本産科婦人科学会埼玉地方部会会誌 2008；38：36-39.
12) 松井はるか，他：女性に多い疾患 子宮内膜症．Visual Dermatology 2006；5：664-665.
13) 山中真絢，他：腹腔鏡手術後に発症した臍部子宮内膜症の 1 例．皮膚科の臨床 2006；48：675-677.
14) Ismael H, et al：Spontaneous endometriosis associated with an umbilical hernia：A case report and review of the literature. Int J Surg Case Rep 2017；30：1-5.
15) Brătilă E, et al：Umbilical hernia masking primary umbilical endometriosis—a case report. Rom J Morphol Embryol 2016；57：825-829.
16) Eğin S, et al：Primary umbilical endometriosis：A painful swelling in the umbilicus concomitantly with menstruation. Int J

Surg Case Rep 2016；28：78-80.

17）Boesgaard-Kjer D, et al：Primary umbilical endometriosis（PUE）. Eur J Obstet Gynecol Reprod Biol 2017；209：44-45.

18）Taniguchi F, et al：Primary Umbilical Endometriosis：Unusual and Rare Clinical Presentation. Case Rep Obstet Gynecol 2016；2016：9302376.

19）Theunissen CI, et al：Primary umbilical endometriosis：a cause of a painful umbilical nodule. J Surg Case Rep 2015；2015：1-3.

20）Chikazawa K, et al：Surgical excision of umbilical endometriotic lesions with laparoscopic pelvic observation is the way to treat umbilical endometriosis. Asian J Endosc Surg 2014；7：320-322.

21）Coccia ME, et al：Ultrasound-guided excision of rectus abdominis muscle endometriosis. J Obstet Gynaecol Res 2015；41：149-152.

22）Nguessan KL, et al：Spontaneous cutaneous umbilical endometriosis：a rare variant of extragenital endometriosis. Clin Exp Obstet Gynecol 2014；41：486-488.

23）Fancellu A, et al：Primary umbilical endometriosis. Case report and discussion on management options. Int J Surg Case Rep 2013；4：1145-1148.

24）Efremidou EI, et al：Primary umbilical endometrioma：a rare case of spontaneous abdominal wall endometriosis. Int J Gen Med 2012；5：999-1002.

25）Ceccaroni M, et al：Pericardial, pleural and diaphragmatic endometriosis in association with pelvic peritoneal and bowel endometriosis：a case report and review of the literature. Wideochir Inne Tech Maloinwazyjne 2012；7：122-1231.

26）Kodandapani S, et al：Umbilical laparoscopic scar endometriosis. J Hum Reprod Sci 2011；4：150-152.

27）Spaziani E, et al：Spontaneous umbilical endometriosis：a case report with one-year follow-up. Clin Exp Obstet Gynecol 2009；36：263-264.

28）Bagade PV, et al：Menstruating from the umbilicus as a rare case of primary umbilical endometriosis：a case report. J Med Case Rep 2009；3：9326.

29）Malebranche AD, et al：Umbilical endometriosis：A rare diagnosis in plastic and reconstructive surgery. Can J Plast Surg 2010；18：147-148.

30）Chatzikokkinou P, et al：Spontaneous endometriosis in an umbilical skin lesion. Acta Dermatovenerol Alp Pannonica Adriat 2009；18：126-130.

31）Khaled A, et al：Primary umbilical endometriosis：a rare variant of extragenital endometriosis. Pathologica 2008；100：473-475.

32）Calagna G, et al：Primary umbilical endometrioma：Analyzing the pathogenesis of endometriosis from an unusual localization. Taiwan J Obstet Gynecol 2015；54：306-312.

33）Paramythiotis D, et al：Concurrent appendiceal and umbilical endometriosis：a case report and review of the literature. J Med Case Rep 2014；8：258.

34）Ghosh A, et al：Primary umbilical endometriosis：a case report and review of literature. Arch Gynecol Obstet 2014；290：807-809.

35）Saito A, et al：Individualized management of umbilical endometriosis：a report of seven cases. J Obstet Gynaecol Res 2014；40：40-45.

36）Minaidou E, et al：Primary umbilical endometriosis：case report and literature review. Clin Exp Obstet Gynecol 2012；39：562-564.

37）Din AH, et al：Cutaneous endometriosis：a plastic surgery perspective. J Plast Reconstr Aesthet Surg 2013；66：129-130.

38）Fedele L, et al：Umbilical endometriosis：a radical excision with laparoscopic assistance. Int J Surg 2010；8：109-111.

39）Dessy LA, et al：Umbilical endometriosis, our experience. In Vivo 2008；22：811-815.

40）Mechsner S, et al：Clinical management and immunohistochemical analysis of umbilical endometriosis. Arch Gynecol Obstet 2009；280：235-242.

41）Rosina P, et al：Endometriosis of umbilical cicatrix：case report and review of the literature. Acta Dermatovenerol Croat 2008；16：218-221.

42）Agarwal A, et al：Cutaneous endometriosis. Singapore Med J 2008；49：704-709.

43）Kimball KJ, et al：Diffuse endometritis in the setting of umbilical endometriosis：a case report. J Reprod Med 2008；53：49-51.

44）Wiegratz I, et al：Umbilical endometriosis in pregnancy without previous surgery. Fertil Steril 2008；90：199. e17-20.

45）Goldberg JM, et al：Recurrent umbilical endometriosis after laparoscopic treatment of minimal pelvic endometriosis：a case report. J Reprod Med 2007；52：551-552.

46）Victory R, et al：Villar's nodule：a case report and systematic literature review of endometriosis externa of the umbilicus. J Minim Invasive Gynecol 2007；14：23-32.

▶一般の方向けの解説

臍部子宮内膜症に対して、薬物療法での治療では不十分である場合は、手術療法を行うことが可能です。手術療法の場合は、臍変形を残し、その再建を検討する余地はありますが、臍部はアプローチも容易で、侵襲の小さい手術が可能であるため、手術療法を第一選択としても試みてもよいと考えます。

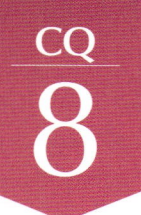

CQ 8 臍部子宮内膜症に対する薬物療法は推奨されるか

推奨

● 臍部子宮内膜症に対する薬物療法は考慮してよい. 　推奨グレード：2D

文献検索とスクリーニング

　臍部子宮内膜症における本CQに対して，欧文7篇と邦文10篇の文献が検索された．これらの文献の1次スクリーニングで欧文7篇と邦文8篇を選び，2次スクリーニングで選んだ欧文7篇が本CQに対する対象文献となった．

　臍部子宮内膜症は腹壁に発症する子宮内膜症の1つにすぎず，稀少部位子宮内膜症の中でも症例が非常に限られるため，エビデンスレベルの高い文献を探すことは困難であった．ガイドライン作成にあたって最終的に選択した7文献のすべてが症例報告であったが，2篇[1)2)]は症例報告に加えて過去の報告例に関してのレビューが追記されていた．

　また7篇中6篇[1)〜5)7)]が周術期に薬物療法を行った1症例のみの症例報告であり，術前診断法や手術の治療効果，病理学的所見を評価するものがほとんどであった．1篇[6)]は介入が異なる7症例についての症例報告であり，そのうち3例に薬物療法が適用されていた．

　なお筆者の所属は，婦人科からの報告が4篇[1)3)6)7)]，外科からが2篇[4)5)]，皮膚科が1篇[2)]であった．なお，すべての文献が臍部子宮内膜症のみに対する報告であったが，上記に示すようにエビデンスレベルの高い文献は存在しなかった．

解　説（エビデンスの要約）

　1篇[6)]を除くすべての文献は手術療法を適用した症例報告であり，薬物療法の効果に関するCQに対しては追記もしくはdiscussionとして言及されているにすぎなかった．臍部子宮内膜症に対する治療としては手術療法が主流のため，薬物療法単独での効果を評価するエビデンスレベルの高い文献はみられず，症例によっては効果的であるとしかいえない．7例の症例報告である前述の1篇[6)]にしても，薬物療法は症状の改善に有効であったと報告しているが，薬物療法の有無や種類による比較ではないため，非直線性は存在する．

　したがって，薬物療法のみの効果はもとより，手術療法との比較や各種薬剤の優劣，合併症についても明確に回答することは困難であると考えられた．

　以下に選択した文献の概要を記載するが，まずレビューを併記した文献[1)2)]について解説する．1篇[1)]は231例の症例報告についてレビューしたもので，そのうち3例のみが薬物療法単独の投与であり，ほかはすべて外科的治療の対象となった．筆者は，薬物療法のデメリットとして投与期間が長期化しやすいことや中止による再発のリスクを述べつつも，悪性のリスクが少なければ症状をコントロールするには有用であると言及している．また別の1篇[2)]は62篇の文献を引用しているが（対象薬剤はGnRHアゴニストやダナゾール，低用量エストロゲン・プロゲスチン配合薬〔OC/LEP〕），薬物療法は術前の腫瘍サイズの縮小や症状のコントロールには有効であるが，根治は難しいため，不完全な外科的治療後の補助療法として行うのがよいと述べている．ただ腫瘍の増大・再発のスピードが速ければ，メラノーマなど悪性の可能性を考慮すべきであると言及している．

　また7症例の症例報告[6)]では，手術を施行したのは妊娠希望のある1例のみであり，3例にはOC/LEP投与，3例は経過観察を行ったが，OC/LEPを投与した3例の症状は明らかに軽快したと言及している．

　その他の文献[3)]では，ホルモン療法は中止すると症状が再燃するが，エストロゲン受容体やプロゲステロン受容体が陽性であれば症状抑制の効果が高く，術後再発予防としても使用できると述べていた．また別の文献[4)]では，腹壁や手術創部に発症する子宮内膜症にはホルモン療法の効果が低く，薬剤中止とともに症状は再燃しやすいが，重度の骨盤子宮内膜症が合併する場合は薬物療法を併用するのも1つであると言及している．さらに術前にGnRHアゴニストを使用する場合は，腫瘍自体が縮小しすぎて切除不十分となるリスクが高まるとも述べている．

　また別の文献[5)]では，稀少部位子宮内膜症に対するホルモン療法としては一般的にダナゾールやノルエチステロン，GnRHアゴニストが用いられるが，臍部子宮内膜症の場合は約7割に手術療法が適用されていると述べている．一方，ホルモン療法の効果は確実ではないものの，腫瘍の縮小や症状の改善には効果的な場合があるとも言及している．

　別の文献[7)]では，ジエノゲストやOC/LEPによる術前治療は効果的と考えられるが，単体での根治は難しく，悪性の評価という意味でも手術療法が望ましいと述べている．

　いずれの文献にも薬物療法における重篤な副作用・合併症に関する記載は認めず，また薬物療法の種類による比較検討や長期予後についての報告はみられなかった．

まとめ

　臍部子宮内膜症は腹壁に発症する子宮内膜症の1つにすぎず，報告例が非常に限られるためエビデンスレベルの高い文献を探すことは困難であった．今回集積した文献からは，臍部子宮内膜症の治療として手術療法が一般的であることは認識できたが，薬物療法の効果は確実性や継続性に乏しく，本CQに関して明確に回答することは困難であると考えられた．また薬物療法と手術療法の優劣，各種薬物の優劣や副作用・合併症の頻度，治療中止後の再発率についても同様であり，これらを検討するにはさらにエビデンスの集積が必要であると考えられた．

文献

1）Victory R, et al：Villar's nodule：a case report and systematic literature review of endometriosis externa of the umbilicus. J Minim Invasive Gynecol 2007；14：23-32.
2）Kyamidis K, et al：Spontaneous cutaneous umbilical endometriosis：report of a new case with immunohistochemical study and literature review. Dermatol Online J 2011；17：5.
3）Mechsner S, et al：Clinical management and immunohistochemical analysis of umbilical endometriosis. Arch Gynecol Obstet 2009；280：235-242.
4）Efremidou EI, et al：Primary umbilical endometrioma：a rare case of spontaneous abdominal wall endometriosis. Int J Gen Med 2012；5：999-1002.
5）Fancellu A, et al：Primary umbilical endometriosis. Case report and discussion on management options. Int J Surg Case Rep 2013；4：1145-1148.
6）Saito A, et al：Individualized management of umbilical endometriosis：a report of seven cases. J Obstet Gynaecol Res 2014；40：40-45.
7）Taniguchi F, et al：Primary Umbilical Endometriosis：Unusual and Rare Clinical Presentation. Case Rep Obstet Gynecol 2016；2016：9302376.

▶ 一般の方向けの解説

　臍部子宮内膜症に対する薬物療法の効果に関して言及している論文は非常に少なく，あっても手術療法と組み合わせた場合の有効性が報告されているにすぎません．

　OC/LEP（いわゆるピル）やジエノゲストなどのプロゲスチン製剤，GnRH アゴニストを用いた薬物療法は，症状の改善や腫瘍の縮小には有効な場合も少なくありませんが，治療が長期化しやすく中止による再発のリスクもあり，これらによる根治療法は難しいといわざるを得ません．

　また臍部子宮内膜症は悪性黒色腫など悪性疾患との鑑別が必要であり，その評価のためにも手術療法を行うのが一般的です．ただ術前治療としての使用や術後再燃予防には有効とされ，手術療法の補助療法として行うことが推奨されています．

索　引

和文

あ
アロマターゼ阻害薬　30, 31

い
医原性　18
移植説　3, 10
異所性子宮内膜症　2
イレウス　6

え
エストロゲン受容体　16, 20, 46

お
横隔膜切除　15

か
回盲部切除・端々吻合術　6
化生説　3
喀血　16, 40

き
稀少部位子宮内膜症　2
胸腔鏡検査　14
胸腔鏡手術　15
胸腔子宮内膜症　2, 14, 36, 39
胸腔ドレナージ　15
胸部CT検査　14, 15, 16
胸部X線検査　14, 16
胸膜癒着　37
胸膜癒着術　39
胸膜癒着療法　16
局所拡大切除　41

け
経腟超音波　11
経尿道的子宮内膜症切除術　33
経尿道的膀胱腫瘍切除術　11
月経随伴性喀血　36
月経随伴性気胸　14, 36, 39
血行性転移説　3
原発性気胸　15
原発性自然気胸　14

さ
臍部子宮内膜症　2, 18, 41, 45

し
ジエノゲスト　25, 30, 39, 46
子宮腺筋症　11
焼灼術　27
腎摘除術　33
深部子宮内膜症　10

す
水腎症　9, 11
水尿管　9, 11

せ
性器外子宮内膜症　18
穿刺吸引組織診　20

そ
続発性気胸　14, 15

た
ダグラス窩　2, 10
ダナゾール　24, 31, 46

ち
注腸造影　6
超音波内視鏡ガイド下穿刺吸引法（EUS-FNA）　7
腸管子宮内膜症　2, 5, 24, 27
腸管切除　27
腸管腟瘻　27
直腸腟瘻　8

て
低用量エストロゲン・プロゲスチン配合薬（OC/LEP）　8, 12, 15, 20, 25, 30, 41, 46
デソゲストレル　25

な
内視鏡検査　6

に
尿管子宮内膜症　2, 9, 30, 33
尿管授動・剝離術　12
尿管ステント留置術　34
尿管尿管吻合術　33
尿管剝離術　33
尿管部分切除・端々吻合術　12
尿管閉塞　31

尿管膀胱新吻合術　12, 33
尿細胞診　11

の
ノルエチステロン　25, 46

ふ
ブラ　36
プロゲスチン　20
プロゲスチン製剤　8
プロゲステロン受容体　16, 20, 46

へ
ヘマトキシリン・エオジン染色　9, 16, 20

ほ
膀胱子宮内膜症　2, 9, 30, 33
縫合不全　8, 27
膀胱部分切除術　33

め
メドロキシプロゲステロン酢酸エステル（MPA）　31
免疫組織化学染色　9, 20

ら
卵巣チョコレート囊胞　10

り
リンパ行説　3

れ
レトロゾール　25
レボノルゲストレル放出子宮内システム　8, 24

欧文

A

Adenomyosis 2

C

CD10 9, 16, 20
common site 2
CT urography 11

D

DIE（deep infiltrating endometriosis） 10

E

Endometriosis 2
ENZIAN 分類 10

EUS-FNA 7
extrinsic type 9, 12

G

GnRH アゴニスト 8, 12, 16, 24, 30, 39, 46

I

intrinsic type 9

L

less common site 2

M

MPA 31
MRI 6, 11, 19

MRI ゼリー法 7

O

OC/LEP 8, 12, 15, 20, 25, 30, 41, 46

R

r-ASRM 分類 10
rare site 2

T

tibolone 25

U

ureterolysis 12

きしょうぶいししきゅうないまくしょうしんりょう
稀少部位子宮内膜症診療ガイドライン

ISBN978-4-7878-2376-2

2018 年 10 月 20 日　初版第 1 刷発行

編　　集	「難治性稀少部位子宮内膜症の集学的治療のための分類・診断・治療ガイドライン作成」研究班	
発 行 者	藤実彰一	
発 行 所	株式会社　診断と治療社	
	〒 100-0014　東京都千代田区永田町 2-14-2　山王グランドビル 4 階	
	TEL：03-3580-2750（編集）　03-3580-2770（営業）	
	FAX：03-3580-2776	
	E-mail：hen@shindan.co.jp（編集）	
	eigyobu@shindan.co.jp（営業）	
	URL：http://www.shindan.co.jp/	
印刷・製本	三報社印刷　株式会社	

©Yutaka OSUGA, 2018. Printed in Japan.　　　　　　　　　　　　　　　　　［検印省略］
乱丁・落丁の場合はお取り替えいたします．